Dedi
_____
_____
_____
_____
_____

Para: _____

De: _____

Fecha: _____

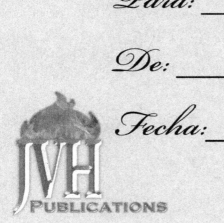

JVH
PUBLICATIONS

LA BIBLIA Y LA SALUD

DR. EDISON DE LEÓN

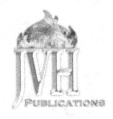

Publicado por
JVH Publications
11830 Miramar Pwky
Miramar, Fl. 33025
Derechos reservados

© 2016 JVH Publications (Spanish edition)
Primera Edición 2016

ISBN 1-59900-138-1

Diseño de la portada e interior: Esteban Zapico
Imágenes e ilustraciones: Usadas con permiso de
Shutterstock.com.
Impreso en USA
Printed in USA

Categoría: Salud

Índice

PRÓLOGO

Es un gran privilegio para mi persona el poder recomendar el libro escrito por el Doctor Edison De León, bajo el título: *"La Biblia y la Salud"*. Toda persona interesada en profundizar acerca del tema, será llevada a comprender la importancia de mantener el cuerpo lleno de vitalidad, en estos tiempos actuales en que vivimos.

Es evidente que muchas personas progresivamente se han ido deteriorando en su salud física por el gran desconocimiento que existe en cuanto a la forma correcta de alimentarse y más aun, entender lo que la Biblia enseña con referencia a esta temática tan importante. Hoy llega a nuestras manos este libro tan inspirador y a la vez con tanta información con relación a este tema, y quién mejor que el Doctor Edison para tratar y plasmar una guía exhaustiva en la forma de cómo el ser humano debe de educarse y disciplinarse aprendiendo la forma correcta de escoger los alimentos adecuados y combinarlos para una mejor nutrición. A medida que corras las páginas de este libro podrás notar casos de la vida real de las personas que podrían haberse evitado complicaciones severas si hubieran sido informadas anteriormente que aportan al contenido del mismo.

Es necesario saber que existen miles de personas en la vida a diario que están siendo drásticamente afectadas en su salud física por la forma desorganizada e incorrecta en su manera de comer, hoy más que nunca en la sociedad que vivimos es una guerra diaria que continúa. Mas el diseño original de Dios siempre ha sido que seamos prosperados en todas las cosas y que tengamos salud, mientras que nunca fue su voluntad de que viviéramos el resto de nuestras vidas afectados por enfermedades.

Una de las condiciones drásticas es que la mayoría de las personas viven a diario practicando malos hábitos en su alimentación; mas sin embargo en la Biblia existen respuestas prácticas que te pueden llevar a cambiar; solo, siempre y cuando se esté dispuesto a adquirir los buenos hábitos requeridos por el creador. Es de notar que desde tiempos ancestrales la humanidad ha sido desviada y alterada en su salud física adoptando un sin número de ingestión de fármacos que los han vuelto dependientes de ellos.

Es importante saber que muchas son las veces que los resultados de la forma incorrecta de comer, produce diversos tipos de enfermedades y éstas a su vez alteran incluso el carácter y la personalidad de las personas en su relación con las demás.

Los testimonios que podrás leer en este libro te ayudarán incluso a entender mejor la temática de lo que estás leyendo, para llegar a una plena convicción *"que para el que cree todo le será posible"*. Te invito por lo tanto a leer con detenimiento este libro que sin duda alguna te ayudará a comprender uno de los temas tan necesarios para la sociedad actual, que con gran destreza y conocimiento el Doctor Edison esgrime con una forma tenaz y sólida, bajo una vasta experiencia a través de los años, tanto en la adquisición en el campo del conocimiento de la medicina como en el entendimiento correcto expuesto bajo la luz de las Sagradas Escrituras. Disfruten de esta clara y nutriente enseñanza para aplicarla inmediatamente.

Apóstol Dr. Jose Zapico

CAPÍTULO 1

LA BIBLIA Y LA SALUD

Todo electrodoméstico, automóvil, maquinaria o incluso un juguete trae consigo un manual de uso, si tomas el tiempo suficiente en revisar ese contenido de instrucciones específicas, con mucha seguridad prolongarás el funcionamiento de dichos aparatos. Sin embargo, la mayoría de las veces no se hace y casi siempre se cometen errores en su uso que hacen que los mismo sean deficiente, fallen o la famosa y actual palabra se desconfiguren y por lo tanto su efectividad de duración será acortada.

Todos hemos estado en alguna ocasión frente a una computadora presionando teclas, haciendo clic por aquí y clic por allá intentando solucionar algo de lo cual no estamos ni enterados, como paso siguiente realizamos una llamada a alguien que sabe del tema para que nos indique que hacer y al final de todas maneras no solucionamos nada y paramos llevando a revisión la máquina. El caso sería muy diferente si leyéramos el manual de uso y nos aseguráramos de hacer todo lo que en él está escrito, no digo que no cometeríamos errores pero si haríamos más eficiente su funcionamiento y también nos ahorraríamos un poco de dinero que a nadie le viene mal.

A menudo veo en mi consulta pacientes que están sufriendo diferentes enfermedades que son consecuencia de una mala alimentación, de un mal estilo de vida y en su mayoría una combinación de ambas. Cada vez más veo pacientes jóvenes padeciendo de hipertensión arterial, Diabetes Mellitus, obesidad, trastornos de colesterol, triglicéridos y muchas otras complicaciones más. Estos trastornos no solo causan una mala calidad de vida, sino que también te predisponen a eventos graves tales como accidentes cerebro-vasculares más conocidos como "derrames cerebrales" o incluso mortales como infartos agudos del miocardio o "ataques cardiacos".

La civilización actual y sobre todo en las grandes ciudades, viven un estilo de vida sumamente desordenado y en su mayoría está caracterizado por, sedentarismo, alimentación desbalanceada con un alto contenido de grasas poli saturadas que sobre todo se encuentran en la comida rápida o bien llamada comida chatarra, falta de ejercicio ya que incluso hasta ir a la tienda es una tarea que hacen en su gran mayoría en automóvil y a más de eso se suman muchos vicios como lo son el hábito de fumar y el alcoholismo entre otros.

Producto de este desorden existe una enfermedad llamada "síndrome metabólico" o enfermedad del siglo, la cual la padecen más de 15 millones de hispanos en Estados Unidos y cifras alarmantes en el resto del continente. Este síndrome está caracterizado por lo siguiente:

1) aumento de la grasa central y grasa abdominal.
2) elevación de colesterol.
3) elevación de triglicéridos.
4) elevación de la presión arterial.
5) elevación de los niveles de glucemia (azúcar en sangre).

Con 3 de los 5 criterios antes mencionados se hace diagnóstico de síndrome metabólico el cual también es denominado por muchos como el asesino silencioso.

El problema es mayor aun, siendo desconcertante e inconsciente ver como en la actualidad la obesidad infantil ha impuesto record de prevalencia a lo largo de la historia, viendo hoy en día niños presentando colelitiasis (cálculos en la vesícula biliar) enfermedad que hace años era considerada un padecimiento de personas adultas.

La medicina moderna se está concentrando cada vez más en ser preventiva más que curativa, ya que tanto para las personas, como para los sistemas de salud es mucho más conveniente y más económico invertir los recursos en prevención que en curación. Muchos de los padecimientos por los cuales consultan hoy las personas podrían ser evitados si se atendieran a los consejos de salud que hoy en día damos los médicos, nutricionistas o personal de la salud.

Aparte de Medico soy cristiano y creo firmemente en lo que la Biblia dice y enseña, me apasiona el estudio de las escrituras, me ha sorprendido y he quedado atónito al leer sobre las normas de salubridad que la biblia enseña y como la ciencia se ajusta cada vez más a cumplir estas normas, no porque crean en la biblia, si no, porque con la muchedumbre de estudios practicados a lo largo de la historia y sobre todo en estos últimos 100 años se ha descubierto la mejor manera de alimentarse y de vivir más saludablemente.

Han pasado aproximadamente 5,000 años para que el hombre y su ciencia pudieran darse cuenta que una dieta sana y pudiera promover normas de salubridad, sabiendo que al hacerlo es la mejor forma de prevenir enfermedades, lo maravilloso es ver que todos estos consejos siempre estuvieron en la Biblia, demostrando que el conocimiento divino excede en mucho al conocimiento humano.

La Biblia está llena de promesas de longevidad y bienestar que vienen como resultado de poner en obra sus mandamientos.

"y guarda sus estatutos y mandamiento que yo te mando hoy, para QUE TE VAYA BIEN a ti y a tus hijos después de ti, y PROLONGUES tus días sobre la tierra que Jehová tu Dios te da para siempre" Deuteronomio 4:40.

"andad en todo camino que Jehová tu Dios os ha mandado, PARA QUE VIVAIS, Y OS VAYA BIEN, Y TENGAIS LARGOS DIAS,..." Deuteronomio. 5:33 (énfasis mío).

Es fascinante señalar que doscientos trece (213) de los seiscientos trece (613) mandamientos bíblicos eran reglamentos médicos que aseguraban la salud de los hijos de Israel, estos mandamientos no son en ninguna manera obsoletos hoy en día si no que vienen a cumplir con lo que la escritura dice: *"Cielo y tierra pasara, pero mi palabra no pasara..."*

Como médico siento la responsabilidad de escribir este libro ya que entiendo la relación causa y efecto de los procesos biológicos y las consecuencias de una mala alimentación, de una vida sedentaria y de una vida desordenada que dan como resultado la enfermedad. Como amante de la palabra de Dios quiero demostrar que la Biblia es EL MANUAL de uso de toda persona y que muchos de sus consejos siguen estando vigentes el día de hoy y que si todos retomáramos las *"sendas antiguas"* tendríamos mejor calidad de vida y prolongaríamos nuestros días, no digo que no enfermaremos pero si afirmo categóricamente que nos libraríamos de muchas enfermedades que hoy en día un gran numero padecen.

En ninguna manera quiero ser dogmático, místico o algo por el estilo, quiero darle al lector un panorama medico basado en estudios científicos y quizá en algún momento me torne un poco aburrido al citar cifras estadísticas, sin embargo, creo que para la credibilidad y enriquecimiento de este libro serán necesarias para comprobar científicamente (aunque creo que Dios no necesita que comprobemos nada, pues Él es Dios le guste a quien le guste) que los mandamientos de Dios nunca pierden vigencia y que no pretendieron poner yugo al hombre sino todo lo contrario, fueron puestos como una manifestación del amor de Dios hacia nosotros y que toda su intención es preservarnos, darnos salud, bienestar y prolongar nuestros días, es decir, que Dios es el primero en utilizar los principios de PREVENCION que ahora nosotros los médicos también damos.

"Si oyeres atentamente la voz de Jehová tu Dios, e hicieres lo recto delante de sus ojos, y dieres oído a sus mandamientos, y guardares todos sus estatutos, NINGUNA ENFERMEDAD de las que envié a los egipcios te enviare a ti; porque yo soy Jehová TU SANADOR. Éxodo 15:26" (Énfasis mío).

Entiendo y creo en la sanidad divina, sin embargo, esta declaración tiene un contexto totalmente Preventivo y no Curativo como normal y habitualmente se utiliza por la mayoría de iglesias, Dios dice que Él nos ha dado mandamientos, herramientas y las indicaciones para librarnos de las enfermedades que envió a los egipcios, y Él se muestra como un Dios Sanador que te cura o mejor dicho previene la enfermedad antes que enfermes.

Mi propósito principal es hacer conciencia al lector de llevar una vida saludable y que sepa que la Biblia siempre ha tenido el secreto para vivir mejor. No tienes que estar horas de horas en un gimnasio, puedes ahorrarte dinero que usas para medicamentos, no tienes que pagar altas cuotas para consejos dietéticos, siempre los has tenido en tus manos, puedes bajar peso, puedes ser más ligero, más saludable y vivir más años abriendo tu Biblia cada día. Haz de tener en cuenta que eres el Templo de Dios y que Dios demanda que cuides de su templo.

Para hacer más amena y agradable la lectura de este libro, utilizare circunstancias y algunos casos clínicos reales (por ética médica los nombres serán ficticios), además, de la opinión de especialistas en endocrinología, obesidad y nutrición con un lenguaje menos técnico y más cotidiano, lo cual sin duda le ayudara a entender con mayor facilidad el contenido. Es importante que sepas que aun cuando leas este libro si no lo llevas a la práctica no tendrá ningún resultado en cuanto a tu salud. Espero lograr mi objetivo y hacer que disfrutes de los secretos que la Biblia tiene para que tu goce de salud y longevidad porque este es el deseo de Dios *"amado yo deseo*

que seas prosperado en todo y que *TENGAS SALUD*
..."

CAPÍTULO 2

SALUD Y ENFERMEDAD: UNA GUERRA QUE NUNCA ACABA

Una mañana cualquiera Alfredo se despierta, abre los ojos, se levanta, respira profundo, se estira, camina hacia el baño, hace sus necesidades, se ducha, abre su ventana y empieza a ver la luz del sol brillar, entonces percibe que en el jardín las rosas empezaron a brotar y puede diferenciar entre las que son rojas y las que son blancas, se encamina a la cocina y mientras se acerca empieza a percibir el olor que de ellas salen, se dirige a su esposa diciendo ¿qué preparaste para el desayuno?, ella le dice he hecho unos hotcakes que están buenísimos, empieza a comer y realmente percibe el gusto exquisito de los mismos, se ve en el espejo termina de arreglarse y sale a trabajar. Es una situación muy familiar, normal, cotidiana, todos hemos estado en circunstancias similares y es tan normal, tan simple, tan fácil. Sin embargo, si realmente fuéramos consientes de los procesos fisiológicos, equilibrio bioquímico e interacciones celulares e intracelulares que ocurren en cada una de estas actividades seriamos más sensibles y con más motivos daríamos gracias a Dios por un día más. Newton pronuncio en una ocasión "en ausencia de evidencia tan solo mi dedo gordo me bastaría para afirmar que existe Dios".

Por ejemplo el aparentemente simple hecho de abrir los ojos requiere de una serie de acontecimientos, intercambio de iones, calcio, sodio, potasio entre otros, entrando y saliendo de las células musculares lisas actuando en total coordinación con el sistema nervioso que envía impulsos y logran una contracción muscular que hace que abramos los ojos; una vez abiertos el haz de luz entra en ellos, y te haz preguntado ¿porque vemos a colores? Pues existen células especializadas en la visión blanco y negro llamadas bastones y otras especializadas en la visión a colores llamadas conos, muchas especies dentro de su sistema óptico solamente tienen bastones por lo que su visión se limita a ver en blanco y negro, sorprendente ¿verdad?

Es maravilloso y un milagro que puedes hacer esto todas las mañanas, es una dadiva de Dios *"toda buena dadiva todo don PERFECTO desciende del padre de las luces en quien no hay mudanza ni sombra de variación"* ahora tienes un motivo más para darle gracias a Dios y entender por qué el salmista David dijo *tus misericordias son nuevas cada mañana.*

El concepto de salud según la Organización Mundial de la Salud (OMS) que data desde 1948 es:

La salud es el <u>completo equilibrio</u> y bienestar físico, mental y social y no solamente la ausencia de enfermedad o afección.

Algunos autores han agregado que es la eficacia funcional tanto micro (es decir a nivel celular) como macro (es decir a nivel social). Mantener este equilibrio es una tarea muy compleja y como vemos es muy difícil gozar de buena salud, puesto que tienes que tener bienestar físicamente, es decir, que todos tus tejidos, órganos y sistemas funcionen en equilibrio y armonía, además, que tus pensamientos estén ordenados libre de ansiedad, estrés, que te sientas bien, confortable en el ambiente en el cual te desenvuelves y con las personas con quienes convives y cohabitas. Por lo tanto, tu salud está influida por factores internos y externos.

Por otra parte el concepto de enfermedad según la OMS es:

Alteración estructural o funcional que afecta negativamente el estado de bienestar.

La lucha entre la salud y la enfermedad ha existido siempre, siendo la misma imperceptible la mayoría de las veces. Por ejemplo todos los días bacterias, virus, hongos y otros agentes, intentan invadir los diferentes sistemas de nuestro organismo, para causar desordenes, trastornos, los cuales darán como resultado un estado de enfermedad en este caso **enfermedades infecciosas**, sin embargo, existen mecanismos de defensa que no permiten que esto ocurra tan fácilmente. Gracias a estos mecanismos de defensa, entre los cuales mencionare algunos podemos rechazar un sin número de enfermedades.

La Piel aparte de ser una barrera física, también

está dotada de químicos que repelen y destruyen bacterias, algunos líquidos corporales como por ejemplo las lágrimas contienen una proteína que es capaz de neutralizar bacterias. Si no tuviéramos piel, tal y como sucede a un paciente quemado o alguna persona que ha sufrido una herida o lesión en la cual los tejidos quedan expuestos la infección sería inminente.

Jugos gástricos los microorganismos que muchas veces ingresan a través de las comidas son en su mayoría de las ocasiones destruidos en el estómago por mediación de estos.

Mucosa respiratoria los microorganismos que ingresan en el tubo respiratorio son inmovilizados por el moco, son tragados por fagocitos (tipo de células que se tragan las bacterias) y expulsados por los cilios o por una expectoración más conocida como tos. Los anteriores son "mecanismos inespecíficos" que actúan contrarrestando enfermedades, si continuara explicando los "mecanismos específicos" su complejidad haría que la lectura dejara de ser amena y no es mi intención, sin embargo, con lo ya expuesto podemos ver que es algo Maravilloso y sorprendente.

Me parece que este es un buen momento para doblar tus rodillas, mirar hacia el cielo y darle gracias al Dios Altísimo y reconocer su creación perfecta y recordar *"y vio Dios todo lo que había hecho, y he aquí que era BUENO EN GRAN MANERA. Y fue la tarde y la mañana del día sexto Génesis 1:31"*

Esta expresión fue dicha justo después de haber terminado su mayor obra de la creación, ¡el hombre!. Estoy convencido que Dios diseño, planifico y probo que todos estos mecanismos de defensa funcionaran pues Él dice en su palabra: *"Amado yo deseo que seas prosperado en todo y que TENGAS SALUD…"* El deseo de una buena salud estuvo en el corazón de Dios desde antes de la fundación del mundo.

Existen una variedad de enfermedades que pueden afectarnos en un momento dado, sin embargo, al igual existen una serie de medidas que tú puedes implementar para evitar al máximo enfermarte.

A continuación y para fines prácticos dividiré las enfermedades en dos grandes grupos presentando algunas medidas de prevención que puedes tomar para tener una mejor salud y por consiguiente enfermar menos.

-PRECENCIÓN DE ENFERMEDADES INFECTOCONTAGIOSAS-

1. Evitar el contacto con microorganismos
   a. Manipulación adecuada de los alimentos, (manos limpias no toser sobre ellos)
   b. Aseo personal (ducha diaria, higiene bucal y demás)
   c. Precaución en el trato de animales domésticos (control veterinario, control de las manifestaciones de cariño)
   d. Evitar hacinamientos (es decir aglomeraciones de personas, sobre todo cuando se sepa que hay alguna epidemia)

2. Vacunación (esquemas completos en niños)
3. Utilización de antisépticos (uso de jabones, y sustancias antimicrobianas, alcohol, agua oxigenada)

-PRECENCIÓN DE ENFERMEDADES NO INFECTOCONTAGIOSAS-

Se podría resumir en un **estilo de vida saludable**

1. Dieta equilibrada, horarios correctos y cantidades moderadas
2. Ejercicio físico, conviene hacerlo periódicamente.
3. No consumir bebidas alcohólicas, drogas
4. Consumir moderadamente café, té.
5. Observar condiciones ambientales y salubres
6. Obedecer señales e indicaciones.

Uff espero no te parezca tedioso y aburrido lo que anteriormente he citado, sin embargo, creo que es la base de lo que en este libro se expondrá. Recuerda que el propósito esencial de este libro es que el pueblo de Dios pueda renovar su entendimiento y entender que la ley, sus mandamientos y estatutos son la manifestación del amor de Dios en nuestras vidas. Al estudiar detenidamente su palabra y analizar muchos de sus consejos podrás darte cuenta que te ayudaran a tener un mejor estilo de vida y prevenir enfermedades, es mi deseo que en ti se cumpla el siguiente versículo:

Y no os conforméis a este siglo mas reformaos por medio de la renovación de vuestro entendimiento, para que EXPERIMENTEIS cual sea LA BUENA voluntad de Dios, AGRADABLE Y PERFECTA. Romanos 12.2 (énfasis mío). Y la voluntad de Dios es: *amado yo deseo que seas prosperado en todo y QUE TENGAS SALUD....* *(énfasis mío).*

CAPÍTULO 3

CASOS DE LA VIDA REAL

Diariamente en mi practica medica veo casos de pacientes que pudieron haber prevenido su enfermedad siguiendo las normas preventivas que he descrito superficialmente en el capítulo anterior. En esta sección les contare algunos casos reales utilizando nombres ficticios, así que, cualquier parecido con la realidad es puramente coincidencia. Espero que estos ejemplos sirvan de alerta para ti y te hagan reflexionar sobre el estilo de vida que llevas y dar un giro a tu manera de vivir y alimentarte. Quiero recordarte sobre todo que en los capítulos posteriores mi intención es demostrarte como todos los consejos de los cuales los médicos hablamos hoy en día siempre han estado escritos en la Biblia, así que, si tú y yo cumplimos estos principios gozaremos indudablemente de una mejor salud.

-CASO #1-

Son las 5.45 hrs. de la mañana de pronto suena mi teléfono, me habla la esposa de un paciente quien me dice Sansón está desvanecido lo lleve al hospital y parece ser que tiene un infarto, me levante y fui inmediatamente al hospital y efectivamente Sansón tenía un infarto, soy Urólogo y mi campo se circunscribe a riñones, vejiga, próstata y todo el aparato genito y urinario, por lo tanto llame a un amigo Cardiólogo de confianza quien llego en cuanto pudo a la emergencia y traslado a Sansón al intensivo, estando allí no se podía estabilizar y el infarto no mejoraba con los medicamentos, por lo que fue trasladado a una unidad de cateterismo cardiaco y hubo que colocarle un *stent* en uno de los vasos coronarios. A grandes rasgos, un infarto es una condición en la cual alguna o varias de las arterias que llevan sangre al corazón (llamadas coronarias) se tapan o se colapsan y no permiten que a esa área del corazón le llegue sangre; su síntoma principal es el dolor precordial o dolor en el lado izquierdo del pecho. Por otra parte un stent es una especie de alma o tubito que se coloca en el área que está tapada o colapsada y permite que la sangre fluya o pase nuevamente a esa área del corazón. En la mayoría de los casos esto ocurre por una combinación de factores tales como ateromas o placas de colesterol que están en las arterias y las obstruyen, las cuales a su vez pueden deberse a desordenes metabólicos o en la mayoría de las veces a dietas desordenadas ricas en grasas polisaturadas, frituras y grasas. Además también influyen situaciones de stress, ansiedad o emociones muy fuertes entre otras, es decir una inestabilidad emocional.

Tú te preguntarás qué tiene de interesante este caso, pues ocurre todos los días, lo sorprendente es que Sansón tiene tan solamente 35 años de edad, a la hora del evento luce complexión obesa y el reconoce que su dieta es basada en comida rápida, comida frita, pocos vegetales y mucha pero mucha carne y grasa, bebe sobre todo bebidas carbonatadas eso si "diet" jaja, poca agua, además, dice que no come en los horarios indicados y que siempre está con mucho stress ya que su trabajo le demanda demasiado.

Actualmente Sansón está recuperado y ha iniciado un nuevo sistema de vida, come a sus horarios, intenta vivir más tranquilo y sobre todo ha cambiado su dieta, come más vegetales, ensaladas y menos carnes, grasas y frituras, ha bajado de peso y luce mucho más saludable, pero además él se siente más saludable, más ligero, mejor concentrado, y con más vigor. Por supuesto que he de mencionar también que durante su estancia hospitalaria hubo muchos hermanos de la congregación de Sansón quienes estuvieron orando por él y sabemos que Dios puso su mano sobre su vida.

-CASO #2-

Buenos días Doctor dice Job quien ingresa acompañado de su hijo, Job luce un poco desorientado, padece de hipertensión arterial desde hace 8 años; hace 2 años le diagnosticaron Diabetes Mellitus, además, hace 2 años tuvo un derrame cerebral que lo ha dejado con secuelas. Job dice que come ensaladas y verduras, sin embargo, parece que su complexión dijera todo lo contrario, él es alto, diría que con un grado de obesidad moderado. Job es traído por su hijo ya que a raíz del derrame cerebral la conducta de Job no es coherente lo cual preocupa a la familia, dice el hijo que se sale a la calle en la madrugada y empieza hablar de manera desordenada y últimamente sufrió de convulsiones (ataques epilépticos), además, presenta hemiparesia y hemiplejia izquierda (dificultad de movimiento y de sensación) por lo que lo traen. Preguntándole al hijo la dieta de Job, el me explica que come de todo y que a pesar de ser diabético no tiene cuidado de comer pasteles, come todo tipo de carnes, y le fascina la carne de cerdo, al preguntar sobre comida frita su respuesta es que si. Lamentablemente Job no corrió la misma suerte que Sansón pues varias de las secuelas que han quedado son irreversibles. Actualmente está en fisioterapia intentando recuperar la movilidad, la enfermedad de Job vino a afectar la calidad de vida no solo del sino de toda la familia.

Llega María y Pedro a la clínica de un pediatra especialista en alergias, Juanito su nieto de 4 años tiene unas erupciones cutáneas (ronchas) las cuales iniciaron hace 2 días pero que poco a poco han ido invadiendo todo el cuerpo y en las últimas 24 hrs se han intensificado, además presenta hinchazón de la cara en general, pero lo más afectado son los parpados y los labios, María y Pedro están preocupados, el cuadro parece tratarse de una reacción alérgica, al interrogar acerca de exposiciones posibles lo único que recuerda es que hace 3 días la madre de Juanito le dio a comer carne de cerdo, incluso riñen pues María la abuela se oponía a que le dieran, sin embargo, Pedro insistió en que no le pasaría nada. Luego de saber el origen del cuadro se procede Inmediatamente a administrarle adrenalina subdérmica, esteroides y antihistamínicos.

Aunque no es el propósito de este capítulo no quisiera dejar pasar la oportunidad y pedirle a usted querido lector que por un momento piense en los alimentos que ha oído que causan alergia. ¿Ya lo hizo? No le bastaría mucho tiempo para pensar en primer lugar la carne de cerdo y en la carne de camarón, entre otros, estas dos carnes tienen la característica de causar múltiples cuadros de alergias en varias personas, pensemos nuevamente en el alimento del cerdo al igual que el del camarón (el cual tiene por apodo el cerdo del mar) ambos tiene una dieta no muy selecta e incluso son animales que existen con una labor de limpiar su ecosistema, esto incluye digerir incluso hasta materia fecal, es por eso que tienen muchos antígenos , es decir sustancias que son capaces de causar alergias ya que el cuerpo las reconoce como dañinas y las intenta neutralizar con anticuerpos.

La Biblia llama a ambos animales inmundos y prohíbe su ingesta *"También el puerco, por que tiene pezuñas y es de pezuñas hendidas, mas no rumia, tendréislo por inmundo"* Levítico 11:7.

"Mas todas las cosas que no tienen aletas ni escamas en la mar.... Las tendréis por abominación" Levíticos

11.10.

Es sorprendente que el conocimiento medico hoy en día sepa la razón por la cual estos animales pueden causar alergias y vemos como hace cinco mil años el conocimiento de Dios tenía un propósito de cuidado hacia nosotros al prohibir su ingesta que no solamente tiene que ver con alergias sino como veremos en otros capítulos pueden tener un efecto sobre la salud en general.

Al igual que el último caso, el de Juanito, los tres casos descritos pudieron haber sido prevenidos o por lo menos pudieron ser menos agresivos si tan solo la alimentación y el estilo de vida de estas personas fuera más sano.

Con lo que expongo no quiero decir que no enfermaremos, pero si categóricamente que nuestra práctica clínica, los diferentes estudios científicos nos han demostrado que corrigiendo malos hábitos alimenticios y de estilo de vida en general muchas enfermedades pueden ser evitadas.

Tampoco estoy diciendo que comerlo sea pecado, pues es algo que le compete a su pastor, aunque tengo mi propia convicción al respecto. Mi propósito es exponer como la ciencia a corroborado que el conocimiento de la Biblia escrito hace aproximadamente cinco mil años sigue siendo vigente, quizá no tenemos las explicaciones del porqué de cada uno de los mandamientos y estatutos que Dios nos dio en su palabra pero mientras la ciencia sigue avanzando vamos entendiendo muchos de ellos, es de pensar y observar que Moisés quiso saber un poquito de lo que nosotros sabemos, para entender por qué debía abstenerse tanto, el actuó en Fe y simplemente obedeció, con todo y esto a pesar de la riqueza de conocimiento que hoy la humanidad tiene muchos son negligentes en el cuidado de la salud, es hora de abrir su Biblia y leerla cada día, en ella encontraras y aprenderás como vivir bien y tener largos días de vida.

CAPÍTULO 4

EL DISEÑO ORIGINAL

Siento el aire fresco de aquella mañana en que Dios había finalizado la creación, con su presencia recorría los aires observando que todo funcionara a la perfección, observaba el vuelo de las aves, junto a ellas veía desde arriba la flora y la fauna terrestre, miraba detalladamente a cada ser viviente y su hábitat, las bestias, reptiles, insectos, todos según su especie no fueron pasados por alto, nada, ni nadie fue la excepción de tal inspección, su mirada llego hasta lo más profundo de la mar en donde diviso las bestias marinas, los peces, crustáceos, y cada ser marino que había creado. Según su especie, hacia la inspección final y como gran artífice de la creación y con la perfección que lo caracteriza, quizá hasta daba los retoques finales. Estaba a punto de introducir su más grande obra, algo así como su firma, era tan importante para El que a diferencia de todo lo que ya había hecho decidió convocar una reunión.

"HAGAMOS al hombre a nuestra imagen, conforme a nuestra semejanza; y señoree en los peces de la mar, y en las aves de los cielos, y en las bestias, y en toda la tierra, y en todo animal que anda arrastrando sobre la tierra" Génesis 1:26 (Énfasis mío).

La planificación, el diseño del hombre fue detallada y cuidadosamente estudiada por Dios, aun la atmosfera tiene una mezcla de gases y las concentraciones ideales de oxigeno que nos permiten vivir en la tierra, si se perdiera este equilibrio, simplemente la raza humana dejaría de existir, por tanto hemos de pensar y ser sensibles al amor de Dios hacia nosotros en la creación. Nadie obligo a Dios a darnos visión a colores, nadie le obligo a darnos una nariz que perciba olores, nadie le dijo que nos diera una boca y pusiera en ella papilas gustativas para sentir sabores y mejor aunque de estas unas fueran especializadas para sabores ácidos, otras perciban lo salado, otras lo dulce y que al final de todo podamos sentir el placer de comer un delicioso platillo.

Querido hermano, querido amigo, nadie obligo a

Dios a hacer esto, su amor por nosotros nos regaló las sensaciones y la capacidad de procesarlas por un cerebro altamente desarrollado que nos permite decidir si algo nos gusta o no. Hoy en pleno siglo XXI, aun con todos los adelantos logrados por la ciencia no ha sido posible tal maravilla.

Lo anteriormente descrito es algo que, si somos sensibles al amor de Dios podemos percibir, sin embargo, dentro de nosotros hay sistemas que ejecutan acciones de las cuales no podemos ser conscientes, tal como el proceso del intercambio de oxígeno, la circulación de la sangre, el proceso de la digestión y aun la forma tan coordinada de cómo funciona cada órgano de nuestros cuerpos, pero que definitivamente fueron cuidadosamente revisados por Dios.

Ahora bien, es de suponer que como ingeniero de las funciones más sencillas y más complejas de nuestro cuerpo no existe nadie mejor que El para enseñarnos el cuidado que tenemos que darle.

"Y crio Dios al hombre a su imagen, a imagen de Dios

lo crio; varón y hembra los crío" Génesis 1:27.

El ingeniero y Arquitecto de nuestro cuerpo no perdió ningún detalle cuando nos hizo y seguramente pensó también que era lo mejor para nuestra alimentación, de tal manera que preparo todo el sistema digestivo para la absorción de nutrientes y eliminación de sustancias dañinas, al igual que un sistema urinario con el cual nosotros eliminamos el exceso de líquidos y las sustancias toxicas como la creatinina y el nitrógeno de urea.

"y dijo Dios: He aquí os he dado toda hierba que da simiente, que esta sobre la haz de toda la tierra; y todo árbol en que hay fruto de árbol que da simiente SÉROS PARA COMER."(énfasis mío) Génesis 1:29.

Hace algunos años Compre una camioneta todo terreno, la cual utilizaba Diesel como combustión, cierto día mi esposa fue por los niños al colegio y llevaba a un joven con ella, entraron a una gasolinera y mientras mi esposa se bajó a pagar a la caja, cuando liberaron la bomba el muchacho empezó a servir y llenar el tanque. Caminaron aproximadamente dos cuadras y de repente la camioneta se paró y no arrancó, fue algo muy desconcertante porque se trataba de un carro relativamente nuevo y con todos sus servicios, al hacer bien las investigaciones resulta que el muchacho había llenado el tanque con gasolina súper mientras que el carro utilizaba Diesel, llevamos el carro al taller, los inyectores se quemaron, le hicieron un lavado a todo el sistema de combustión, lavaron el tanque de gasolina, la reparación fue costosa y la camioneta volvió a caminar, sin embargo, jamás fue lo mismo, el problema siempre estuvo latente y aunque pareciera que todo estaba bien no era así, finalmente, paso lo que tenía que pasar el motor de la camioneta fundió y era más cara la reparación que volver a comprar otro vehículo, me vi obligado a venderla como chatarra.

Lo que intento ilustrarte con este ejemplo es que los ingenieros de este vehículo lo diseñaron para que fuera movido por Diesel, sin embargo, al no hacerlo así, provoco que la vida media del vehículo se viera reducida. Así Dios tuvo un diseño original para nuestro cuerpo, había una instrucción en cuanto a nuestra alimentación.

¿Qué te hace pensar que las prohibiciones en cuanto a la dieta que Dios dejo, no provocaran el mismo efecto que lo que ocasiono el combustible errado en el vehículo?

Quiero enfatizar que todo este análisis lo hago teniendo conocimiento del funcionamiento de nuestro cuerpo, como médico me resulto realmente maravilloso encontrar el diseño original, la instrucción de alimentación original en la Biblia y a lo largo de este libro intentare explicarte, aconsejarte, hacerte reflexionar y sobre todo que descubras la misericordia de Dios para con nosotros reflejadas en su palabra, para que tengas una mejor salud.

Por norma general, todos a cierta edad y más hoy en día, somos propensos a contraer cualquier tipo de enfermedad, y cada vez con más frecuencia cáncer. Hace algunos años no sucedía de este modo. Quizás no se vivía tanto, pero no existían ni la mitad de enfermedades que existen hoy, y el cáncer no era desde luego la primera causa de muerte. ¿Cómo puede ser que estemos viviendo en una época donde hay más control que nunca sobre la alimentación, la agricultura, los medicamentos, las bebidas y sin embargo existan más enfermedades que nunca y muera más gente que nunca?

Una cosa es llegar a 80 años saludablemente y otra es llegar a los 80 años con una lista sin fin de medicamentos y mil afecciones. Algo se nos escapa de las manos. Esto no parece tener lógica alguna. En los últimos años mucha gente ha desarrollado alergias que antes no existían, o tienen sobrepeso, o crece el número de personas afectadas por enfermedades relacionadas con el cerebro como sería el Alzheimer entre otras.

Realizando una investigación sobre las poblaciones más longevas pude encontrar unos datos que llaman mucho mi atención y vienen a confirmar el **diseño original de Dios**, el cual nos dejó en su sagrada escritura. Puede ser que alguien piense que esto es legalismo o algo por el estilo, sin embargo, utilizo conocimientos científicos comprobados y muchos de los consejos que como médicos damos a nuestros pacientes, fundamentados en medicina basada en la evidencia.

Algunas características que estos grupos comparten entres si, aunque están separados entre sí a kilómetros de distancia son:

- Viven alrededor de 90 a 100 años, por lo general.
- No conocen la enfermedad. Ni cáncer, ni artritis, ni diabetes, ni ninguna otra que son tan comunes en la sociedad en que vivimos.
- Viven en armonía social, no existe la delincuencia.
- Viven con plenitud de sus facultades tanto físicas como mentales hasta la muerte.

Quisiera que observes detenidamente el cuadro de abajo, aquí puedes encontrar de que se compone básicamente la dieta de estas personas, observa sobre todo el porcentaje de alimentos de origen vegetal en comparación con los alimentos de origen animal y vuelve a leer Génesis 1:29. *"y dijo Dios: He aquí os he dado toda hierba que da simiente, que está sobre la haz de toda la tierra; y todo árbol en que hay fruto de árbol que da simiente SEROS*

PARA COMER."*(énfasis mío)*. *"y guarda sus estatutos y mandamientos que yo te mando hoy, para QUE TE VAYA BIEN a ti y a tus hijos después de ti, y PROLONGUES tus días sobre la tierra que Jehová tu Dios te da para siempre"* Deuteronomio 4:40. *"andad en todo camino que Jehová tu Dios os ha mandado, PARA QUE VIVAIS, Y OS VAYA BIEN, Y TENGAIS LARGOS DIAS,..."* Deuteronomio 5:33 (énfasis mío).

-DIETA DE ALGUNA DE LAS POBLACIONAS MÁS LONGEVAS DEL MUNDO-

	Abkhasia	Vilcabamba	Hunza
% calorías en Carbohidratos complejos	65%	74%	73%
% grasas	20	15	17
% proteínas	15	11	10
calorías	1900	1800	1900

diarias			
% alimentos vegetales	90%	99%	99%
% alimentos animales	10%	1%	1%
Consumo de sal	Bajo	Bajo	Bajo
Consumo de azúcar	0	0	0
Consumo de alimentos procesados	0	0	0
Índice de obesidad	0	0	0

Observa que el mayor porcentaje de su alimentación proviene de origen vegetal, y casi nada de origen animal. Asimismo, consumen muy pocas calorías.

Se ha confirmado que limitar la ingesta de calorías supone un aumento de la esperanza de vida.

¿Es esto coincidencia o realmente la Biblia tiene razón? El hombre con toda su ciencia ha descubierto esto en los últimos 100 años, pero esta riqueza ha estado siempre en la palabra de Dios.

A Continuación detallo datos más específicos sobre la base de la alimentación de estos grupos poblacionales.

El gerontólogo Dr. Pitzkheulari comprobó que la tasa de longevidad más alta se encontraba en el Cáucaso en una extensa región a orillas del Caspio que se extendía hasta las montañas, donde encontró 5.000 centenarios, lo que da una media de 63x100.000.

Después estaba Vilcabamba una población de 819 hab. donde encontró 9 centenarios, lo que hace una media de 3x100.000.

Finalmente, en el valle de Hunza en una población de 400.000 personas constató que eran muy frecuentes los ancianos centenarios.

La dieta de estas poblaciones era de unas 1800 calorías en el Cáucaso, de 1200 en los Vilcabamba y en los Hunza. La O.M.S. recomienda unas 2000-2500 para personas mayores de 45 años varones, y 1500-2000 en mujeres.

Todas estas poblaciones viven en las alturas en montañas que a veces sobrepasan los 2.000 metros de altitud.

-¿QUÉ COMEN ESTAS PERSONAS?-

Los Hunza, cultivan diferentes cereales como el trigo, el mijo, la cebada y el trigo sarraceno (con el que suelen hacer pan), así como verduras y hortalizas de raíz. Las frutas constituyen una parte muy importante de su dieta, especialmente los albaricoques, los cuales los consumen tanto frescos como secos. También son importantes las almendras. Suelen comer muy poca carne(debido a su escasez), pero consumen productos lácteos. Suelen cocinar poco los alimentos debido a la falta de combustible. Las verduras las cuecen en ollas tapadas con muy poco agua.

Con el hueso del albaricoque extraen un aceite que utilizan para cocinar. Las mujeres secan en los tejados de las casas las hierbas, frutos y verduras que les servirá para alimentarse en invierno. Dicen que las aguas del río Hunza, directamente recibidas de los picos nevados son muy ricas en minerales.

Vilcabamba, suelen comer maíz, frijoles, soja, tubérculos, leche, huevos, vegetales verdes, un tipo de col, calabaza, un tipo de calabacín, yuca y frutas propias del lugar: papayas, limones dulces, guayabas, aguacates, mandarinas, guabas y otras más. Suelen cocinar la mayoría de sus alimentos. Su consumo de carne es muy bajo.

Abkhasos, comen una masa de harina de maíz

conocida como abista, que es el alimento básico en cada comida del día. Las nueces también forman parte de su dieta, las utilizan para aromatizar la comida. Los castaños silvestres abundan por la región, por lo que los frutos secos son un alimento básico en invierno. Las verduras encurtidas o "pickcles" y habas de lima son también habituales. Las verduras se las comen tanto cocidas como crudas, pero lo más corriente es en forma de encurtidos. Un plato típico que se suele comer a diario son las habas de lima cocidas, hechas puré y condimentadas con salsa de cebolla, pimientos verdes, ajo, jugo de granada y cilantro. Las verduras las prefieren o bien crudas o bien cocidas con un poco de agua. La fruta fresca está disponible según la estación del año. Utilizan un jarabe obtenido de la pera para utilizar como endulzante.

La región de Abkhasia es un importante productor de vino, por lo que la uva es también común. Cultivan granados y con sus frutos hacen una salsa para acompañar la carne. También secan frutos para su almacenamiento y posterior consumo. Las frutas cítricas son comunes de la zona. Como algo muy típico de la región, en lugar de la sal común, utilizan la "adzhika", que es una pasta picante y con un sabor peculiar que lleva como base pimientos rojos y ajo, luego le añaden hierbas diversas como coriandro, eneldo, fenogreco azul, vinagre y nueces o algún fruto seco. Es habitual comer plantas silvestres como el agracejo. Suelen comer poca carne, una o dos veces a la semana, preferiblemente pollo, carne de res o cordero. La carne es siempre de animales recién sacrificados y la asan o hierven durante periodos cortos de tiempo. No suelen comer más de 2 huevos a la semana. Tampoco suelen utilizar grasas animales, ni mantequilla (rara vez), de hecho cuando comen carne, eliminan toda la grasa posible. Consumen miel e importantes cantidades de productos lácteos, como el matzoni, que es un producto local de leche fermentada. Suelen acompañar con queso de cabra las comidas de abista.

Okinawa, la dieta de la gente de Okinawa es rica en proteínas vegetales, legumbres y frutas. Asimismo, consumen muy pocas calorías. Se ha confirmado que limitar la ingesta de calorías supone un aumento de la esperanza de vida. Menos calorías implican menos radicales libres creados en el proceso digestivo. También evitan casi todos los productos animales y dan preferencia la fruta, como la papaya y a hortalizas con zanahorias, cebollas, pimientos verdes y lechuga, más una mezcla de algas y hierbas como la albahaca. Su dieta incluye además, pasta, arroz, maíz, pescado (atún y salmón, ricos en ácidos grasos omega3), mientras que de carne roja y huevos sólo toman unas pocas porciones a la semana. Todo ello se acompaña de té verde (rico en antioxidantes) o té negro, evitan la leche y el azúcar. Suelen tomar bastante agua. Para aderezar las comidas utilizan la cúrcuma, a la que se le atribuyen muchas propiedades beneficiosas para el organismo, en concreto para prevenir el cáncer. No suelen comer hasta saciar su apetito, más bien comen moderadamente.

Muchos estarán pensando mientras están leyendo este libro ¿quién podrá cumplir estas dietas? El propósito de mencionarlas no es que las hagas tal cual, lo que quiero es que veas que una dieta saludable podrá alargar tus días.

Si quieres saber qué características tienen en común estas comunidades en cuanto al estilo de vida en la cual te doy referencias, podrás extraer las siguientes conclusiones:

- Todos ellos viven en zonas de gran altitud, alrededor de los 2000 metros de media aproximadamente. Por lo que tienen aire puro, es decir gran cantidad de iones negativos en la atmósfera y una radiación solar muy activa. Es decir, viven en plena naturaleza.

- Existen variaciones climáticas intensas de frío/calor, y los hogares están poco "preparados" , o no disponen de las comodidades de las que en nuestra casa podamos disponer, por lo que están sometidos mayor tiempo a temperaturas bajas. Está demostrado que los animales expuestos de manera continuada al frío durante largos periodos, pueden presentar alargamiento de su vida.

- La base de su alimentación son las verduras, cereales, frutas, frutos secos (de origen ecológico, por supuesto)...y poca carne. En algunas de estas comunidades toman leche fermentada y queso.

- Suelen trabajar toda su vida en trabajos físicos intensos que siguen realizando mientras tengan fuerzas. Trabajan todo el día, por lo que su ritmo es tranquilo, sin prisas pero sin pausa.

- Los investigadores de estas comunidades, no encontraron signos de estrés en sus vidas. Característica muy importante a destacar.

- Apenas toman toxinas como café, tabaco, alcohol. Se consume pero no es lo habitual. Y si se consume, no de la misma forma en que en las ciudades se hace.

- Tienen una organización social estable, basado en el respeto. No hay marginación, ni delincuencia. Cuando mayor sea la longevidad, mayor es el respeto que se le tienen a las personas

- Como reflexión, podemos apreciar que la mayoría de nosotros incumple alguna de las características anteriores. El no practicar ejercicio, el exceso en la alimentación, en el alcohol y otros tóxicos, nos afectan enormemente. Además no solemos exponernos demasiado a temperaturas frías y sí es evidente que cada día son más las personas que están expuestas al stress, y por otra parte es la gran mayoría que no viven respirando aire "puro" y ni que hablar de la falta de respeto y ética para con las personas ancianas.

Hoy en día la mayoría dicen es que son otros tiempos, y vivimos de otra forma, pero todo esto nos pasará factura. Estamos diseñados para vivir 120 años.

"Entonces el Señor dijo no contenderá mi espíritu para siempre con el hombre, por que ciertamente el es carne, serán, pues, sus días 120 año.s Génesis 6:3"

La dureza del corazón y la maldad del hombre hizo que Dios decretara esto. En el Salmo 90:10 dice:

"Los días de nuestra edad son 70 años , y en los más robustos 80, con todo, su fortaleza es molestia y trabajo, por que pronto pasan y volamos".
El hombre con sus hábitos apartados al diseño

original ha venido restando días a su vida. Quiero hacer énfasis que no soy vegetariano pero si estoy convencido que la Biblia es el manual de nuestro cuerpo humano y más aun de nuestra vida, por lo tanto si nos esforzamos un poquito en leer el manual de instrucciones que el mismo Dios nos entregó y estamos dispuestos a cumplir definitivamente, nos veremos beneficiados con sus promesas y las mismas serán activadas para nuestras vidas.

CAPÍTULO 5

MALOS HÁBITOS FRECUENTES EN LA ALIMENTACIÓN

Para ir dejando el tema de la dieta y encaminarnos hacia otros temas relacionados con la Biblia y la salud, quisiera hacer una reflexión más. A la luz de la palabra. Quiero que leas conmigo *"y Cus engendro a Nimrod, que llego a ser poderoso en la tierra, el fue UN PODEROSO CAZADOR delante del SEÑOR, por tanto se dice: como Nimrod poderoso cazador delante del SEÑOR . Y el comienzo de su reino fue Babel…. GENESIS 10: 8-10."*.

No quiero ser radical y reitero no soy vegetariano, pero si observamos con atención veremos que en Génesis 10 aparece el primer cazador encontrado según la narración bíblica y es de suponer que este hecho hace que la carne se convirtiera en uno de los alimentos predilectos de los hombres de aquella época. Existe un hecho trascendental en la disminución de la edad de los hombres antes de Génesis 10 y Después del mismo. ¿Cuál es la razón por la que se acorto la edad de los hombres casi 400 años? Génesis 9 termina diciendo *"y fueron los días de Noé Novecientos cincuenta años (950) y murió"* En Génesis 11:10 vemos la genealogía después de Noé, Sem su hijo vive 600 años y así paulatinamente la vida de los hombres han ido disminuyendo en los años por la manera en que se ha venido alimentando y aun por cambiar totalmente el estilo de vida que hoy día la humanidad lleva.

Para mi gusto y sin ser dogmático la aparición de la carne como un alimento es un punto trascendental en la disminución de la longevidad. **¿Comer carne es un mal hábito?** Podría decir que NO si se hace muy racionalmente. Las carnes de origen animal son una fuente alta en proteínas. Ahora bien, el cuerpo humano es incapaz de almacenar proteína y únicamente se absorbe el 30% de la proteína consumida. El 70% de proteína necesarias diariamente lo aporta el mismo cuerpo, pues las proteínas están en las enzimas que son segregadas para los diferentes procesos metabólicos. Cuando ingieres gran cantidad de proteínas lo que haces es recargar tu organismo, pues este tiene que eliminar el 70% de la proteína que consumes.

Básicamente el órgano afectado es el riñón ya que es el único órgano en el cuerpo que se encarga de la depuración de los productos tóxicos derivados del exceso de proteína. Por tal razón a los pacientes con insuficiencia renal les prohibimos el consumo de carnes. Ya que todos los productos tóxicos que el riñón debería expulsar, en estos pacientes son incapaces de hacerlo y entonces la intoxicación (por nitrógeno de urea y creatinina, que son los productos finales de la degradación de proteínas) y la muerte están a la puerta. Por lo tanto si consumes gran cantidad de carne dentro de tu dieta semanalmente te podría decir que **SI es un mal hábito de alimentación, NO SOBRECARGUES TUS RIÑONES.**

Existen muchos productos naturales que son fuente rica de proteína y no ejercen el mismo efecto toxico que la carne podría hacer en tu cuerpo.

¿Se habrá equivocado Dios al decir?

"y dijo Dios: He aquí os he dado toda hierba que da simiente, que está sobre la haz de toda la tierra; y todo árbol en que hay fruto de árbol que da simiente SEROS PARA COMER."(énfasis mío) Génesis 1:29.

Desde luego que no; el creador de todas las cosas conoce bien cómo funcionan y lo único que quiere es que entiendas que la ley no es un yugo, si no la manifestación más grande del amor de Dios hacia nosotros. Él quiere que seamos prosperados en todas las cosas y que tengamos salud. A continuación te enumero algunas razones más científicamente comprobadas acerca del consumir carne en exceso y por lo que creo que el evento trascendental entre Génesis 10 y 11 para que el hombre redujera su longevidad fue este.

Consideremos que hace algunos años el comer carne era un lujo, hoy en día el plato fuerte siempre lleva carne tanto en la casas como en los restaurantes, en donde casi se da por sentado que los que se sientan pedirán carne y hasta se ve raro a alguna persona que pida verduras.

Un elevado suministro de lipoácidos saturados que se encuentran en las carnes puede llevar a una resistencia a la insulina y favorece la aparición de enfermedades tales como **diabetes mellitus**. Por lo general los productos animales contienen lipoácidos saturados. Los lipoácidos saturados favorecen la **obesidad**. La obesidad es un factor de riesgo para enfermedades cardiovasculares, infarto de miocardio, ataques cardíacos, dificultades de riesgo sanguíneo, entre otras muchas más.

Además, las carnes, contienen una media de mayor cantidad de fósforo que de calcio. Una elevada proporción de calcio/fósforo tiene como consecuencia una mayor eliminación de calcio de los huesos. Tal como han demostrado algunos estudios, existe una relación estrecha entre una elevada absorción de fosfato con la alimentación y un mayor riesgo de **osteoporosis y fracturas óseas**.

El NIH, la mayor institución mundial para la investigación médica, constató un mayor riesgo de **cáncer de colon** por el consumo de carne roja.

Argentina y Uruguay pertenecen a los mayores consumidores de carne de vacuno del mundo, y al mismo tiempo se cuentan también entre los países de mayor cuota de **cáncer de pecho y de intestino.**

De un estudio de la universidad de Minnesota que fue publicada en septiembre de 2002, se pone en relieve que el consumo de carne roja frita fomenta la aparición de cáncer de páncreas. Las enfermedades inflamatorias crónicas también están relacionadas con la ingesta excesiva de carne.

Los productos animales contienen ácido aráquido, de lo que se forman substancias infecciosas. Estas substancias pueden conducir a la aparición de neurodermitis, infecciones del intestino delgado y grueso, asma, artritis, artrosis y reúma.

La carne tiene un efecto negativo sobre la psiquis. Hay estudios que han demostrado una aparición elevada de **miedo y depresiones** en los consumidores de carne, en comparación con los vegetarianos. Además, muchos pacientes que consumen mucha carne también tienen tendencia a tener **insomnio**. Hay otros trastornos como el **alzhéimer** y podría seguir enumerando enfermedades.

Bueno quiero dejar de hacerte la vida difícil solo de pensar ¿que será tu vida sin carne? y repito comerla de una manera racional y moderada, una o dos veces por semana máximo es el consejo que te estoy dando.

Bebidas Gaseosas. Muchos estudios han demostrado el impacto negativo hacia la salud que tiene el beber gaseosas.

El Dr Cliver Mckay de la universidad de Corner demostró que dichas bebidas son capaces de erosionar completamente el esmalte de los dientes además, están asociadas a causar gastritis. La principal sustancia involucrada en estos daños es el ácido fosfórico, además, de otras sustancia como colorantes, los altos contenidos de azúcar, de hecho se cree que beber una gaseosa equivale a tomar un vaso de agua con 6 cucharadas de azúcar.

Otra sustancia contenida en estas bebidas es la cafeína, si bien es cierto, esta sustancia en dosis adecuadas es decir 250 mgs. día tiene propiedades benéficas para la salud, tales como: efectos analgésicos, estimulante del metabolismo, relajante muscular, estimula la vigilia y disminuye la somnolencia en dosis excesivas por arriba de 400 mgs. día, pueden ocasionar trastornos tales como acidez, gastritis, síndrome de colon irritable, nerviosismo, insomnio, taquicardia o trastornos del ritmo cardiaco, zumbidos temblores espasmos musculares.

Por lo tanto no es aconsejable que lo tomen personas con dichos padecimientos. Todo niño menor de 12 años debe abstenerse de tomar cafeína, hemos de tomar en cuenta que también el uso de cafeína causa adicción, al tener mucho tiempo de exposición a la cafeína el cuerpo **"necesitara"** de cafeína para sentirse bien, es decir causa dependencia, es debido a esta dependencia a la cafeína que vemos a tanta persona con la necesidad de ingerir gaseosas, las cuales además, están asociadas con la formación de cálculos urinarios entre otras.

Desde el punto de vista nutricional estas bebidas **NO** aportan nada y por el contrario van en detrimento de la salud. Por regla el consejo nutricional y medico es abstenerse de tomar estas bebidas. Su uso esporádico podrá ser tolerado por el metabolismo del cuerpo, pero su uso cotidiano simplemente causara un deterioro paulatino, lento pero que al final de cuentas dará como resultado un estado de enfermedad.

Dulces y pasteles al igual que la bebidas gaseosas no tienen un aporte nutritivo para el cuerpo. Son atractivos a la vista y su contenido rico en azúcar los hace ser muy apetecibles, las calorías aportadas por estos se denominan calorías vacías.

Es triste ver el incremento de obesidad en niños y se ha comprobado que del 50 al 70 % de las calorías que los niños reciben en la actualidad tiene como fuente principal, los bocadillos, pasteles, dulces. Además, de causar caries dental, por lo tanto debe de evitarse al máximo su consumo sobre todo en niños.

Frituras debido al estilo de vida, muchas personas tienen como principal fuente de alimentos las frituras, el hábito de comer comidas rápidas que en su mayoría están conformadas por productos fritos es escandaloso. El problema consiste en las temperaturas a las cuales se someten los aceites y a la cantidad de veces que el mismo se usa. Cada cocción causa un incremento de grasas poli saturadas, las cuales son la principal causa de aterosclerosis por lo tanto pueden causar daños a nivel cardiovascular. Por todo esto se debe intentar disminuir la ingesta de estos alimentos.

Es importante que los padres tomen conciencia y enseñen a sus hijos buenos hábitos alimenticios, ya que muchas personas desde niños fueron enseñados a comer frituras y de adulto es muy difícil poder quitar este mal hábito. Es una tarea y una responsabilidad de los padres enseñar a los hijos a comer vegetales.

La mayoría de las veces los niños e incluso los adultos se resisten a agregar frutas y verduras a sus dietas y muchas veces es por falta de una buena y deliciosa preparación, por lo tanto las madres sobre todo hoy en día en donde tienen un gran acceso a la informática podrían hacer un pequeño esfuerzo en buscar formas de preparación sabrosas y nutritivas.

Tal y como lo he explicado en capítulos anteriores el diseño original es que la dieta sea sobre todo a base de frutas y vegetales. No soy nutricionista, ni mucho menos chef, pero científicamente se ha demostrado que formas de preparación tales como asados, al vapor, guisados, horneados no solo son deliciosos, nutritivos, sino que además son menos lesivos para el cuerpo.

Comidas rápidas El sistema de vida agitado que se vive sobre todo en las ciudades, hacen que la comida rápida sea una forma muy frecuente de resolver el problema de alimentarse en poco tiempo. Lo lamentable es que en su gran mayoría piensan que se están alimentando bien y es todo lo contrario.

Como explique antes, la mayoría de estas

comidas son ricas en frituras y aceites poli saturados ya que estos restaurantes usan varias veces, por muchas horas y a altas temperaturas los aceites utilizados para freír este tipo de comida. Personas que consumen gran cantidad de comida rápida padecen muy frecuentemente de estreñimiento ya que por lo regular estos alimentos contienen poco o nada de fibra.

Quizá las comidas rápidas resuelvan el problema de comer en un espacio corto de tiempo y de una manera económica, ya que por lo regular sus precios son otro atractivo para los consumidores, pero es de tener claro que el alto costo que posteriormente se incrementara reflejado en los gastos por medicamentos utilizados serán definitivamente las consecuencias de la mala alimentación esto es un motivo de reflexión.

Cuando se es joven el cuerpo aguanta con todo, pero todo lo que siembras hoy eso lo que también segaras, lo que estas acumulando y digiriendo día a día en tu cuerpo con este tipo de comidas es enfermedad y que con el paso de los años este te afectara, si a tiempo hoy no corriges definitivamente tu forma de alimentación.

Dios no se equivocó jamás y es por esto que dentro de las limitantes en la alimentación están las grosuras, las cuales son evidentemente fuentes de grasas.

Ingesta de preservantes y colorantes artificiales: Hoy en día la mayoría de los alimentos que se consumen tienen preservantes y colorantes artificiales los cuales están íntimamente relacionados con **cáncer,** algunas personas que defienden la utilización de los mismos dicen que su contenido es tan bajo que esas cantidades son fácilmente eliminadas por el cuerpo y son inocuas a el organismo, esto es cierto si su utilización fuera esporádica, sin embargo, repito la mayoría de los alimentos hoy en día tienen esta clase de productos por lo tanto la suma constante de estos hace que las cantidades que se ingieren sean realmente alarmantes y seguramente por eso mismo existen drásticas consecuencias en un aumento en las enfermedades drásticas y mortales hoy día.

Azúcar y sal otro mal hábito muy común es el uso excesivo de sal y azúcar en las comidas. Quiero ser muy breve pero **la sal** está relacionada con el incremento de la presión arterial (Hipertensión Arterial). La composición química de la sal es Cloruro de Sodio (NaCl) sobre todo el sodio actúa como un soluto (es decir una sustancia que atrae solventes o líquidos) dentro de los vasos sanguíneos y hace que el líquido del espacio extravascular entre al espacio intravascular, la presión arterial está dada por dos elementos primera por la resistencia vascular periférica y segundo el volumen intravascular, al ingerir exceso de sal se produce que más líquido entre al espacio intravascular y como consecuencia aumenta el volumen intravascular y se eleva la presión arterial. La hipertensión arterial a largo plazo afecta el funcionamiento renal, la irrigación periférica, aumentando así el riesgo de Insuficiencia renal, infartos cardiacos, derrames cerebrales y otras enfermedades del sistema cardiovascular.

El consumo excesivo de **azúcar** está relacionado también con enfermedades dentro de las cuales destacan por sus complicaciones a largo plazo la Diabetes Mellitus, las calorías aportadas por el azúcar además de hacerte subir de peso tiene otros efectos contraproducentes. Dentro de estos efectos te puedo mencionar que el metabolismo de azúcar depende en gran parte de vitaminas del complejo B por lo tanto cuando consumes azúcar en cantidades excesivas estás haciendo que gran parte de estas vitaminas sean desperdiciadas en metabolizar azúcar y tengas un déficit de estas vitaminas, como seguramente habrás oído estas vitaminas son muy importantes sobre todo para el sistema nervioso. Otro efecto adverso es que si tienes alta ingesta de azúcar sumado a ingesta alta de grasas favoreces la acumulación de triglicéridos en sangre, incrementando el riesgo de enfermedades cardiovasculares. Como todos deberían de saber el azúcar es el principal sustrato para las bacterias cario génicas (es decir formadoras de caries dental). Finalmente puedo mencionarte que el consumo excesivo de Azúcar está relacionado con el Acné. Por lo tanto el uso tanto de sal como de azúcar debe ser racional.

CAPÍTULO 6

CAMBIANDO NUESTROS HÁBITOS

En el capítulo anterior he escrito sobre los malos hábitos más frecuentes y quisiera dedicar mi tiempo para ahora mencionarte y a la vez recomendarte, la importancia de adoptar nuevos hábitos.

La palabra hábito podría definirse como la práctica o actividad que se realiza de forma periódica o rutinaria por una persona, animal o colectividad. Hasta aquí has aprendido mucho sobre la importancia de la salud y haz notado como la Biblia en todo momento ha tenido todos los consejos para que puedas tener y vivir en salud diaria e integral.

Hipócrates considerado el padre de la medicina moderna dijo **"que tu alimento sea tu medicina y tu medicina tu alimento"** en este momento quiero volver a insistir en este pasaje bíblico:

"Si oyeres atentamente la voz de Jehová tu Dios, e hicieres lo recto delante de sus ojos, y dieres oído a sus

mandamientos, y guardares todos sus estatutos, NINGUNA ENFERMEDAD de las que envié a los egipcios te enviaré a ti; porque yo soy Jehová TU SANADOR. Éxodo 15:26" (Énfasis mío).

Las palabras dichas por Hipócrates hacen referencia a una prevención y como recordaras en capítulos anteriores e mencionado que el contexto en el que Dios da esta palabra también es preventivo. Lo que Dios dijo hace miles de años al hombre, hoy la ciencia y en mi vasta experiencia medico profesional lo he podido constatar en mi vida diaria en el tratamiento y atención con cientos de pacientes y esto no porque no crea en la Biblia como la Palabra infalible de Dios, sino porque en estos momentos en la sociedad en que vivimos conocida como la sociedad de la información y el conocimiento, existe más que suficientes evidencias científicas y médicas que afirman categóricamente lo que Dios miles de años atrás ha advertido a la humanidad.

Bien has aprendido mucho hasta ahora y quisiera citarte el siguiente verso bíblico:

"No os conforméis a este siglo; mas REFORMAOS por la RENOVACION de vuestro entendimiento, para que experimentéis cual sea la buena voluntad de Dios, agradable y perfecta." (énfasis mío).

Con la información que has recibido hasta aquí el Señor te dice que debes de transformarte y renovarte en tu entendimiento adquiriendo cada día un mayor y nuevo conocimiento. Es decir, no sirve de nada todo lo que has leído y aprendido si este NUEVO conocimiento no lo aplicas a tu vida para ser REFORMADO y así definitivamente cambiar tu estilo de vida en tu estado alimenticio.

Por ejemplo has aprendido los efectos lesivos de la ingesta excesiva de azúcar eso es una renovación de tu entendimiento, es un nuevo conocimiento pero si continuas con ese mal hábito no te estás REFORMANDO. Tienes que cambiar los malos hábitos por nuevos y buenos hábitos o prácticas.

Cuando lees esto piensas ¡¡oh nooo dieta!!, la palabra dieta significa lo que consume una persona todos los días independientemente de la calidad de esto, por lo tanto todos los días estas a dieta, por esta razón ¿tú tienes una buena o una mala dieta interesante no? Tienes que cambiar el concepto y pensar que no entraras a dieta sino que simplemente cambiaras tus malos hábitos por otros que aportaran beneficio a tu salud. Muchas personas piensan que dieta es no comer o lo relacionan con sacrificio, pérdida de peso, ensaladas y comidas sin sabor. Por supuesto que no estoy diciendo que sea fácil, pero los estudios han demostrado que después de 21 días de estar haciendo algo constantemente se convierte en un hábito.

Tienes que tener disciplina y veras el beneficio de tu salud a corto, mediano y largo plazo. La biblia dice:

"Es verdad que ninguna DISCIPLINA al presente parece ser causa de gozo, sino de tristeza; pero después da fruto apacible de justicia a los que en ella han sido ejercitados" Hebreos 12:11 (énfasis mío).

Los Doctores en nutrición José y Nelly Carussi en su libro Nutrición y Salud aconsejan que lo primero que tienes que hacer es una lista a conciencia de los alimentos que ingieres actualmente, subrayar aquellos que crees que están mal y sustituirlos por otros que sepas que tienen beneficios tales como frutas y vegetales.

Recuerda que anteriormente te he mencionado varios malos hábitos alimenticios y estoy seguro que alguien se preguntara ¿entonces qué voy a comer? Y esta pregunta se la hace porque precisamente su dieta está constituida por todos estos malos hábitos que a continuación mencionare en un listado resumido y estos son los siguientes:

- Disminuir el consumo de grasas y frituras.
- Disminuir el consumo de huevo pues eleva el colesterol.
- Disminuir el consumo de carnes.
- Disminuir el consumo de dulces, azucares refinados.
- Disminuir el consumo de alimentos procesados.
- Disminuir el consumo de enlatados y embutidos.
- Disminuir el consumo de gaseosas.

- Disminuir el consumo de sal.
- Disminuir el consumo de picante.
- Evitar colorantes y saborizantes artificiales.

Seguramente con este recordatorio estarás más desanimado aun, sin embargo en este capítulo trato de darte algunas sugerencias para una mejor alimentación, idealmente deberías consultar con un nutricionista, mas quiero decirte que creo que siguiendo instrucciones de la Biblia tú tienes una nutricionista en casa y creo que es una buena oportunidad de invitarte a que leas y escudriñes la Palabra de Dios porque en ella encontraras salud y medicina para tus huesos.

Empezare por recomendarte que mastiques bien tus alimentos, el proceso de la digestión inicia en la boca, el masticar ayuda a que los alimentos sean preparados para la siguiente fase, NO ingieras cantidades abundantes de alimentos, para muchos comer bien significa llenarte hasta la plenitud, hasta que no quepa un bocado más, sin embargo esto también es una mala práctica, tu cuerpo realmente solo asimila la tercera parte de lo que ingieres el resto es desechado como residuo.

Es importante eliminar diariamente los residuos ya que cuando acumulas en el colon materia fecal primero tendrás sensación de plenitud, sentirás pesadez, flatulencia, existen muchas personas que sufren de estreñimiento y colon irritable y sobre todo los niños pueden incluso presentar fiebre al pasar mucho tiempo sin defecar debido a las bacteremias (bacterias circulando en la sangre) producto de la acumulación, por eso los médicos aconsejamos comer alimentos con fibra.

-LA IMPORTANCIA DE LA FIBRA-

La fibra le da volumen al alimento lo cual puede hacer que te sientas lleno más rápidamente y evitar excesos de otras comidas, además, no es absorbida por el cuerpo y es de fácil digestión, es por eso tan importante que los pacientes que sufren de estreñimiento las consuman. A continuación te hago un listado de alimentos ricos en fibra:

Verduras, Legumbres y Nueces

Las verduras son una fuente mayor de fibra. Come más:

- Lechuga, acelga, zanahorias crudas y espinaca
- Verduras tiernas cocidas, como espárragos, remolachas, champiñones, nabos y calabaza
- Brócoli, alcachofas, calabazas, batatas y judías verdes.
- Jugos de verduras.
- También puedes obtener más fibra comiendo:
- Legumbres, tales como lentejas, frijoles negros, arvejas secas, fríjol colorado, habas y garbanzos
- Semillas de girasol, almendras, pistachos y pacanas.

Frutas

Las frutas son otra buena fuente de fibra. Come más:

- Manzanas y plátanos (bananos)
- Melocotones y peras
- Mandarinas, ciruelas y bayas
- Higos y otras frutas deshidratadas

Granos

Los granos son otra fuente importante de fibra vegetal. Come más:

- Cereales calientes, como *Oatmeal*, *Farina* y *Cream of Wheat*.
- Panes integrales (trigo integral o centeno integral).
- Arroz integral.
- Palomitas de maíz.
- Cereales ricos en fibra (como *corazón de trigo*, *Shredded Wheat*, *Grape Nuts*, *Ry Krisp* y *Puffed Wheat*).
- Pastas de trigo integral.

A continuación te daré algunos principios básicos para una correcta nutrición, en primer lugar intenta comer los **alimentos de una forma natural**, es decir, crudos, hervidos o asados intenta comer de esta manera la mayoría de las veces.

Utiliza **miel de abejas**, melaza o panela para endulzar tus alimentos y bebidas preferentemente. El **yogurt** es un derivado de la leche la cual es sometida a un proceso en el cual se elimina la lactosa (azúcar de la leche) por medio de fermentación, aporta todos los nutrientes de la leche sin producir los efectos de la lactosa, existen varios preparados comerciales.

La **harina integral y derivados** estos aportan la mayor cantidad de fibra y nutrientes. Los alimentos preparados a partir de productos integrales disminuyen la necesidad de utilizar sustancias antioxidantes. Las **frutas y jugos** las frutas frescas y sus jugos son muy recomendables ya que aportan gran cantidad de vitaminas, minerales y fibras. Son fácilmente digeribles y recomendables para calmar el hambre de media mañana, media tarde o en la noche. Los jugos de fruta fresca son preferibles a los envasados, ya que estos últimos pierden varios nutrientes durante el proceso. Es preferible no añadirles azúcar. **Semillas** estas contienen gran cantidad de ácido linoleico el cual es esencial en los procesos celulares que favorecen la elasticidad de la piel. El no ingerirlos puede manifestarse con resequedad de piel. Alguna semillas que puedes comer son: el girasol, almendras, nueces, maní y ajonjolí entre otros. **Granola y cereales** no refinados en combinación hacen un desayuno muy nutritivo y sano.

Jugos frescos de verduras son una fuente rica en vitaminas y minerales, especialmente el jugo de zanahoria, naranja y remolacha. O combinaciones como por ejemplo manzana y apio, espinaca y zanahoria, perejil y pepino, son ideales para tomar a media mañana o a media tarde lejos de las comidas principales para mejorar su absorción y para quitar el hambre en esos intervalos.

Los **vegetales** idealmente deben ingerirse crudos, ya que al cocinarlos se pierden vitaminas y minerales, si se cocinan es preferible que sea una ligera cocción justo lo necesario para facilitar la masticación.

Infusiones de hierbas o té tales como la manzanilla, tilo, menta, canela, romero y otros tipos no solo tienen un agradable sabor sino que también tienen propiedades medicinales, relajantes y digestivas. Idealmente deberías usar una cucharadita de miel.

-EL AGUA-

Algo que es muy importante y vital es **el agua,** ya que esta representa el 75 % en el planeta tierra y casi la misma proporción en el cuerpo ya que el 70% de lo que somos es agua. El agua tiene mucho beneficios para nuestro cuerpo y es indispensable para mantenerlo sano, porque además de limpiar el organismo y eliminar toxinas también es el mejor vehículo para transportar vitaminas y minerales. Debes tomarla siempre no solamente cuando estas a dieta.

La OMS recomienda que tomes dos litros de agua al día, lo cual corresponde a 8 vasos. Tomar un vaso de agua antes de cualquier comida hace que llegues con menos hambre y podrás disminuir el volumen de ingesta por lo tanto hacerlo es un hábito excelente para bajar de peso. Esta más que comprobado que el agua es el mejor líquido para beber asociado a la salud no contiene azúcar ni grasas. Tu cerebro, tu corazón y tus riñones son los órganos que más se benefician de su ingesta, una buena hidratación te mantendrá con una salud física y mental todos los días.

Trabajar en estados de deshidratación según estudios realizados en una universidad de Barcelona afecta el desarrollo y desempeño de diversas actividades intelectuales especialmente la atención, la psicomotricidad y la memoria inmediata. A continuación te mencionare algunos de los beneficios que tienes al beber agua:

Alivia el cansancio ya que beber poco agua hace que tu corazón tenga que latir más rápido para lograr llevar el oxígeno a las diferentes partes del cuerpo.

Mejora la digestión y el estreñimiento: es decir, se aumenta la tasa de metabolismo y, por lo tanto, los alimentos se descomponen más rápido y mejor. A esto hay que sumarle que aporta al correcto funcionamiento del intestino. Al hidratar las heces hace que estas sean más blandas, por lo tanto el acto de defecar sea más fácil, evita el pujo y el largo tiempo en el baño que te traerá como consecuencia la aparición de hemorroides.

Alivia el dolor de cabeza: si bien es cierto, hay muchas causas de dolores de cabeza, una de las causas más comunes es la falta de hidratación.

Para sentirse bien: al consumir suficiente agua el cuerpo se siente bien y con mayor energía, lo cual impactará en el estado de ánimo y en la productividad. Recuerda esto, cuando tienes sed es porque ya estas deshidratado, por tanto lo ideal es beber agua aun cuando no tengas sed.

Ayuda a mantener el peso: el agua también ayuda a eliminar grasa y da sensación de llenura, lo que evita que las personas coman fuera de horas. Igualmente, es muy saludable para la dieta, pues no aporta calorías, no contiene grasa, ni azúcar.

Mantener una piel sana: el consumo de agua también ayuda a la hidratación, a la elasticidad y a la regeneración de los tejidos de la piel. Esto se podrá apreciar a través de un aspecto suave y brillante; de hecho, es elemento vital en los tratamientos contra el acné, las cicatrices y el envejecimiento, es decir ¿quieres lucir más joven? Bebe agua.

Ayuda a prevenir el cáncer El **agua** no sólo hidrata nuestro cuerpo. De acuerdo con un estudio del royal **College of Nursing** (RCN) en Inglaterra, beber agua previene del cáncer. En la investigación se detalla que beber entre cuatro o cinco vasos de **agua** al día reduce el riesgo de padecer cáncer de colon hasta en un 45% en mujeres y 32% en hombres, ya que ésta forma parte importante en la **digestión** y la función intestinal, ya que diluye los compuestos tóxicos en los intestinos y acelera el paso de las heces.

Además, la investigación sugiere que una buena **hidratación** reduce el riesgo de padecer cáncer de mama hasta en un 33% en mujeres pre-menopáusicas y 79% en pos-menopáusicas, ya que las células se hidratan para funcionar correctamente, porque de lo contrario se deteriorarían y no eliminarían las sustancias nocivas que causan el **cáncer.**

Si quieres gozar de los beneficios que provee el

agua a nuestros órganos, pero no te gusta este vital líquido, aquí te doy algunas recomendaciones para **incrementar su consumo**.

1. Bebe un vaso de agua al levantarte.
2. Sustituye tu bebida favorita con un vaso de agua purificada y aumenta el consumo cada día
3. Toma un vaso de agua antes y después de las comidas
4. Agrega un pedazo de limón, lima o naranja al agua caliente y bebe como infusión.
5. Lleva una botella de agua siempre cuando salgas de casa, para beberla poco a poco

Además, cuando realices algún **ejercicio**, trata de beber lentamente y a intervalos de 10 a 15 minutos. Cuando estás bien hidratado, tu orina debe ser abundante, pálida y sin olor.

Es interesante leer en el capítulo 1:2 del libro de Génesis que *el espíritu de Dios se movía sobre la faz de las AGUAS. (énfasis mío).* y que el segundo día de la creación haya sido destinado a trabajar en las aguas. Génesis 1: 6-8 *Luego dijo Dios: Haya expansión en medio de las AGUAS, y separe las AGUAS de las AGUAS.*

E hizo Dios la expansión, y separó las AGUAS que estaban debajo de la expansión, de las AGUAS que estaban sobre la expansión. Y fue así.
Y llamó Dios a la expansión Cielos. Y fue la tarde y la mañana el día segundo. (énfasis mío).

Finalmente los **suplementos nutricionales** como su nombre lo dicen suplen la carencia existente en alguna persona y se deben utilizar siempre y cuando una persona ha estado enferma o sometida a una mala alimentación por largo tiempo. En teoría con una dieta equilibrada deberías aportar al cuerpo todos los elementos necesarios para una buena salud, sin embargo el estilo de vida que hoy en día llevamos hace que muchas veces no ingiramos todos los elementos necesarios, ya que ningún alimento por si solo contiene todas las vitaminas, minerales, carbohidratos, por lo tanto esto hace que muchas veces demos suplementos vitamínicos y minerales. Recuerda lo mejor es lo natural, es decir si tienes una dieta balanceada no tendrás necesidad de ningún suplemento. En los niños y en los ancianos damos **complementos** es decir solo complementan lo que no ingerimos en la dieta.

CAPÍTULO 7

LA MEDICINA DE EGIPTO EN LOS TIEMPOS DE MOISÉS

Aunque mi propósito al escribir este libro es destacar la Palabra de Dios como una fuente de salud, analizando los mandamientos, estatutos y decretos contenidos en las sagradas escrituras y compararlas con muchas de las recomendaciones médicas hoy en día, lo cual hace evidente el amplio conocimiento de nuestro creador sobre nuestra salud. No hemos de olvidar que el gran caudillo Moisés a quien le fue revelada la ley creció y se formó en el antiguo Egipto y más aún, en la cuna de Faraón, lo cual nos hace pensar que aprendió muchas costumbres de esta civilización y probablemente fue atendido en más de alguna ocasión por médicos egipcios y probablemente fue medicado con recetas, conjuros y rituales de esta civilización. Por tal motivo creo necesario que conozcamos un poco sobre lo que quizá Moisés aprendió en su formación en Egipto y quedarnos maravillados de cómo a pesar de esto practico los mandamientos de Dios en su vida y en la guianza del pueblo de Israel tanto para la salida de Egipto como también en el peregrinaje de 40 años por el desierto.

Dicho lo anterior y después de una ardua búsqueda de información ya que existe mucha información al respecto he intentado ser muy selectivo y presentarte aquí lo que a mi criterio es lo más importante de la practica medica de los egipcios. Bien, sabemos que al igual que hoy las enfermedades acechaban a todos los habitantes del Egipto faraónico desde la primera infancia hasta la muerte. Se cree que la esperanza de vida de los egipcios era de unos treinta y nueve años para los hombres y de treinta y cinco para las mujeres. La brevedad de esta existencia se debía a todo tipo de dolencias, para las que los textos de los «papiros médicos» ofrecían un compendio de recetas o prescripciones. Es sorprendente que el pueblo de Israel tenía una longevidad mayor a los 35 y 39 años del pueblo egipcio. Ahora bien, si Moisés creció y se formó en Egipto ¿por qué no practico las costumbres egipcias para guiar al pueblo de Israel? La respuesta es sencilla FE, Moisés creyó ciegamente en la voz de Dios y sin excusas, pretextos y dudas puso en práctica la palabra revelada por Dios y como consecuencia de su fe tuvo salud entre otras cosas.

La cultura egipcia ha sido objeto de gran investigación de tal manera que existe una ciencia llamada egiptología la cual cataloga a los médicos de esta civilización como grandes médicos. Sin embargo, cuando leemos muchas de las recetas, brebajes, pomadas, conjuros, y un sin fin de rituales contenidas en los papiros cuyos componentes van desde plantas hasta el uso de excrementos de asno, de buey, de humano, de mosca de pared, si has leído bien excremento de mosca de pared, ¿puedes acaso llegar a pensar la cantidad de infecciones que se originaban producto de estos medicamentos? (posteriormente hare un listado de algunas de las recetas y sus componentes) los cuales han dejado de ser en la medicina actual. Como contrapunto cuando lees la palabra de Dios y como te lo seguiré demostrando en los capítulos posteriores la mayoría de los consejos que hoy día los médicos damos siempre estuvieron en la Biblia.

Los egipcios explicaban los desórdenes internos

por las anomalías detectadas en una anatomía humana de concepción muy simple, plasmada en los diferentes documentos médicos, llamados papiros entre los cuales figuran entre ellos los más importantes que son los siguientes:

Papiro Kahun que data aproximadamente de año 1858 A.C. este trata de la medicina veterinaria, la ginecología, la obstetricia y la puericultura. Se refiere que estos temas en 34 secciones. Describe una serie de síntomas y explica lo que debe decir el médico al inicio y al final de tratamiento.

Papiro Edwin Smith que data del año 1700 A.C. es considerado el primer tratado de anatomía y cirugía, mide 4 metros de longitud y tiene referencias a los principales estudios del cerebro. Se encuentra en Nueva York.

Papiro Ebers data hacia 1500 a.C. es el más largo midiendo 20 metros de longitud. Tiene 180 páginas y 900 recetas, contiene tratamientos médicos, manuales para curar los encantamientos y hechizos. Es este el texto más importante de los tratados médicos del antiguo Egipto.

Para los egipcios la salud y la enfermedad tenía una concepción mágica en donde casi todos los dioses tenían que ver con la salud y la enfermedad, de tal manera que cada parte del organismo tenía un dios. Ra era el dios sol, Isis era la diosa de la salud, Osiris el dios del Nilo y de los muertos, Horus (hijo de Isis) dios de los ocultistas el cual tenía 4 hijos que eran los que supuestamente cuidaban los órganos internos. Seth provocaba toda clase de enfermedades. Troth era el médico de todos los dioses y de los escribas. Maskenet era el dios de los partos y Reneut de la lactancia. Ka era el espíritu de cada persona. Imhote fue uno de los primeros médicos reconocidos quien al morir fue diosificado.

En las disecciones que hicieron los egipcios encontraron los conductos (*met* o *metu*) que surcaban el cuerpo humano. Se creía que éstos, comunicaban los orificios naturales y las extremidades con el corazón, y transportaban gases y fluidos vitales –aire, sangre, bilis, moco, orina, semen– al resto del organismo. La existencia de metu se prestaba a confusión, porque en ellos, además de vasos sanguíneos y otros conductos, se incluían tendones y ligamentos.

Los egipcios creían que el hombre era el único que daba la vida, es decir que el semen era la semilla que originaba una vida y que la mujer únicamente era un recipiente donde esa semilla germinaba. Incluso en algunos documentos describen semen sembrado en tierra esperando que germinara un ser humano y saliera de la tierra.

Ahora que conocemos el proceso de la fecundación nos parece ridículo todo esto, y hasta te puede causar gracia, pero en los tiempos de los egipcios contemporáneos a Moisés, esto no se sabía, sin embargo, en la Biblia se describe en Génesis 3:15 *"pondré enemistad entre ti y la mujer, entre su SIMIENTE y la SIMIENTE tuya; esta te herirá en la cabeza y tú la herirás en el talón"*.

Recetas y conjuros: Uno de los pilares en los que se asentaba la noción de enfermedad y curación en Egipto era el mito. Algunos dioses se ocupaban de un órgano concreto. El remedio se imploraba mediante rezos y cánticos, y la súplica del médico ante la divinidad constituía el preámbulo de un tratamiento. A veces, el sanador buscaba la protección de la magia para esquivar el mal y la contaminación de los efluvios nefastos: «¡Oh, Isis ,Gran Maga! Libérame, desátame de toda cosa maligna y roja causada por un dios, por una diosa, un muerto, una muerta, un hombre o una mujer que venga en mi contra». Gracias al conocimiento del nombre secreto del mal, y mediante la intervención ante la divinidad, se lograba rechazar los elementos productores del desorden físico o psíquico. El recitado de las plegarias escritas o su impregnación por el agua lustral (la utilizada en ceremonias religiosas) producían el mismo efecto terapéutico y benéfico.

El médico, pues, recurría a la ciencia y le añadía elementos rituales –desde invocaciones mágicas hasta el empleo de talismanes o amuletos– para lograr la curación. En Egipto convivían sin estridencias el tratamiento farmacológico con el rito y la plegaria mágica, complementándose mutuamente. Así lo vemos en algunas recetas médicas, como en un remedio del *Papiro Ebers* que contiene un encantamiento para eliminar el «exceso de agua en los ojos». Para ello se invocaba a los dioses Horus y Atum, y la súplica dirigida a ellos se recitaba sobre mineral de cobre (malaquita), miel y una planta de la familia del papiro.

Junto al mito, el otro pilar de la medicina egipcia fue la enorme experiencia práctica debida a la observación de los enfermos y la enfermedad. El arte funerario enseñaba cómo ejercían su oficio los sanadores. En la tumba de Ipuy, en Deir el-Medina, un médico se esmera en reducir una luxación de hombro con la misma pericia que lo hace un traumatólogo hoy en día; en la misma escena, otro médico vierte gotas en el ojo de un trabajador o le extrae un cuerpo extraño...

El médico era experto en la preparación de drogas, para lo que empleaba sustancias de procedencia variopinta que la tradición había consagrado por su eficacia, y las dosificaba de forma muy precisa. En el *Papiro de Berlín*, por ejemplo, se menciona en varios casos la leche de mujer como ingrediente, que, entre otros usos, se emplea en enemas para enfermedades del ano: «Remedio para un hombre que tiene un mal que presenta un peligro, leche humana, 5 ro; aceite de moringa: 5 ro; grasa/aceite: 25 ro; sal marina: 1/16; mucílago: 20 ro [Esto] será vertido en el ano durante cuatro días» (la medida ro equivale a 14 mililitros).

-ALGUNAS RECETAS MÉDICAS EGIPSIAS Y SUS INDICACIONES-

Indicación, mal o enfermedad	Receta
Herida infectada por astilla	Sangre de lombrices con excreta de burro
Perdida del cabello	Grasa de caballo, cocodrilo, gato, serpiente, y el diente de un burro macerado en miel
Mordida de serpiente venenosa	Beber agua mágica después de ser derramada sobre un

	ídolo
Llanto excesivo de un niño	Excreta de mosca de pared; empastada tomada y colada por cuatro días

Médicos y magos: El médico, *sunu* o *sinu*, era quien cumplía con el acto de la curación. No sabemos con certeza si existían escuelas de medicina, aunque lo más probable es que los conocimientos se transmitieran de padre a hijo, como en el resto de los oficios. Instituciones como la Casa de la Vida (***Per Ankh***), normalmente anexa a un templo o a palacio, pudieron servir como lugar de perfeccionamiento del saber médico. Los médicos laicos contaban desde tiempo antiguo con una organización jerárquica muy estricta, destacando por su prestigio los de palacio; les seguían los destinados a necrópolis, canteras y expediciones militares. Existía la especialización, según dejó constancia Heródoto: «La medicina se distribuye en Egipto de esta manera: cada médico trata una sola enfermedad, no varias». No era extraño que un mismo profesional acaparase dos o más especialidades distintas, sin relación aparente entre sí. Estando la magia íntimamente relacionada con la medicina, la presencia del mago era habitual; los sacerdotes del dios Heka y la diosa Selkis, por ejemplo, intervenían en las picaduras de arácnidos o escorpiones y mordeduras de serpiente.

Conscientes de los remedios materiales y espirituales a su alcance, y del carácter de cada dolencia, los médicos egipcios contemplaban tres posibilidades en su diagnóstico: «Una enfermedad que yo trataré», en aquellos casos en que se preveía la curación de la persona enferma; «una enfermedad contra la que lucharé», es decir, un caso grave en el que el resultado del tratamiento se adivinaba incierto, y «una enfermedad con la que nada se puede hacer», en el caso de un desenlace fatal.

Aunque probablemente te puede parecer aburrido este capítulo quise plasmarlo para poder comparar la medicina que Moisés uso con el pueblo de Israel en el desierto, es probable que algunas de las plantas medicinales también fueron utilizadas pero esto es pura idea mía, la Biblia no lo explica en ningún momento, pero si es enriquecedor, agradable ver como muchos conceptos de los Egipcios en cuanto a la medicina hoy son ridículos, anticuados y obsoletos, sin embargo, los conocimientos de la Biblia sobre las normas de salubridad aun hoy en día son utilizadas por nosotros los médicos y lo que es mejor aún muchos de estos conocimientos recién se han descubierto y seguramente seguiremos descubriendo la riqueza de la palabra de Dios para nuestro bien.

Quedándonos muy claro que: *"cielo y tierra pasaran pero su PALABRA no pasara".*

He realizado una búsqueda extensa de material bibliográfico tanto en internet como en libros de egiptología e historia de la medicina, existen exponentes realmente muy doctos en la materia y no quiero darme ningún crédito en este capítulo pues la mayoría de la información ha sido tomado de diversas fuentes que intentare enunciar en la bibliografía al final de este capítulo y si por algún motivo me hace falta algún autor me disculpo y en la siguiente edición corregiré la fuente.

Soy científico y he escrito varios artículos relacionados al campo de la urología y se lo difícil que es llegar a redactar y escribir un artículo, en pro de la ciencia y de la ayuda que esta da a la humanidad, plasmo este material sin tener ningún interés en el crédito de este capítulo aun cuando en su gran mayoría he escrito y resumido a lo que a mi parecer era lo más importante para los fines de este libro.

CAPÍTULO 8

LA MEDICINA DE MOISÉS

Moisés dijo a los israelitas en Levítico 17:11-14 que "... *la vida de la carne en la sangre está...*" Ciertamente, Moisés estaba en lo correcto. En los humanos y animales, la vida es posible debido al hecho que los glóbulos rojos de la sangre pueden transportar oxígeno (gracias a la hemoglobina encontrada en aquellos glóbulos).

En realidad, en los glóbulos rojos de la sangre hay aproximadamente 270.000.000 de moléculas de hemoglobina por glóbulo. Si hubiera menos, no habría suficiente oxígeno para sustentar la vida, por decir, un fuerte estornudo, o un accidente que haga salir el aliento de una persona. Hoy día sabemos que literalmente la **"vida de la carne está en la sangre"**, no se sabía eso en los días de George Washington. El padre de los USA murió como resultado de un tratamiento médico de sangría en uso en ese tiempo. Moisés sabía que la vida de la carne estaba en la sangre, pero los doctores de George Washington no. ¿Cómo pudo Moisés haber sabido tal cosa?

Otro ejemplo importante del conocimiento que la Biblia ha revelado se encuentra en Génesis 3:15 donde enseña claramente que el varón y la mujer poseen la *"simiente de la vida"*.

Sin embargo, esta no fue la posición comúnmente sostenida en los días de Moisés. Ni fue la posición comúnmente sostenida sólo hasta hace unos pocos siglos. Varios escritores creían que solamente los varones poseían la semilla de la vida, y que la mujer era poco más que una incubadora glorificada. Un escritor griego, Demócrito, aún fue tan lejos como para sugerir que la simiente del varón podía ser depositada en el barro tibio y el resultado sería el mismo, es decir que nacería un bebe en ese barro esto nunca sería posible es solo oírlo produce risa. Si, ahora nos da risa, por el alto conocimiento que el hombre ha adquirido, en aquellos días la ciencia no estaba tan avanzada.

Sin embargo, Moisés supo siempre que el varón y

la hembra poseen la simiente de la vida. ¿Cómo lo supo? gracias a la revelación divina que nos enseña el verso antes citado.

Cuando Moisés enseñó en Levítico 17:15 *"cuando alguna persona, sea nativo o forastero, coma de un ANIMAL MUERTO, o que haya sido despedazado por fieras , LAVARA SUS VESTIDOS Y SE BAÑARA EN AGUA, y quedará inmundo hasta el atardecer; entonces será limpio."*

Esto proveyó a los israelitas con lo que conocemos hoy como las regulaciones más avanzadas de higiene y salud pública. En este día y época, por ejemplo, es contra la ley llevar un animal que ha muerto naturalmente a un matadero para ser preparado para el consumo humano. Si el animal murió de rabia, ántrax, o cualquiera de las numerosas enfermedades zoonosistas, ciertamente no sería aconsejable para los humanos consumir la resultante carne descompuesta. Pero ¿cómo pudo Moisés haber sabido acerca de tales recomendaciones, mucho antes de la llegada de los métodos usados para reconocer y diagnosticar las enfermedades transmisibles?

La respuesta siempre será la misma, **la revelación divina**. Quiero hacer énfasis nuevamente en que Moisés fue creado en la cultura egipcia y que de ninguna manera este conocimiento fue aplicado por el pueblo Egipcio, lo cual es doblemente asombroso; Primero por la obediencia incondicional de Moisés, quien a pesar de muchos interrogantes que podrían haber surgido debido a que muchos principios revelados podrían contradecir lo que aprendió en Egipto, no objeto y obedeció ciegamente el mandato divino y lo transmitió con tal convicción a un pueblo que de igual manera había pasado 400 años en tierra egipcia. Y segundo porque miles de años después estas regulaciones fueron descubiertas por la ciencia y tomadas como reglas y medidas de salubridad.

En Levítico 11 Moisés dio a las israelitas estrictas leyes sanitarias, incluyendo las instrucciones de no comer puerco (entre otras cosas). ¿Por qué daría Moisés tal prohibición? Hoy día podemos al menos teorizar en cuanto a su razonamiento. Los cerdos, siendo animales que se alimentan de carroña, comerán casi cualquier cosa. Consecuentemente, son los más propensos a infecciones bacteriales y de parásitos que muchos otros animales. Uno de los parásitos que los cerdos algunas veces adquieren como resultado de sus hábitos alimenticios es el organismo Trichinella spiralis – la causa de la enfermedad conocida como triquinosis. Es una enfermedad dolorosa, a veces fatal, causada por comer cerdo medio cocinado o crudo que esté infectado con el parásito vivo. Reconocemos que la prohibición puesta en el lugar por Moisés era científicamente correcta. Pero, ¿cómo pudo Moisés haber sabido tal información por sí mismo? ¿Simplemente otro golpe de buena suerte? De ninguna manera, fue el conocimiento divino que sobrepasa a toda ciencia.

-LA MEDICINA ACTUAL Y LA BIBLIA-

Son las 7 de la mañana y todo el equipo médico estamos listos para iniciar una cirugía más. El primer pasó como cirujano es cambiarme de ropa, no puedo operar con la misma ropa que he llegado al hospital. Todo el equipo médico debe iniciar cambiándose de ropa lo cual tiene un doble propósito, el primero es proteger a los pacientes de cualquier riesgo de infecciones y el segundo es que el cirujano se proteja y no contamine su ropa del vestir de cada día.

Una hemos hecho el cambio de ropas (que por lo general es de color verde) procedemos a un lavado exhaustivo de las manos, normalmente nos lavamos por un poco más de 5 minutos, el lavado debe abarcar todas las regiones de las manos, regiones interdigitales, el cepillado de las uñas, hemos de lavarnos hasta los codos. Este lavado debe repetirse dos o tres veces. ¿Para qué lo hacemos? Para evitar que algún germen de las manos contamine la zona quirúrgica.

Te estarás preguntando que tiene que ver esto con la Biblia? Bien, la ciencia médica no tenía conocimiento alguno de la guerra bacteriológica, ni de los gérmenes, sino hasta finales del siglo pasado, el descubrimiento de la penicilina por Alexander Fleming como hallazgo fortuito hizo que el campo de la microbiología pudiera entender dichos conceptos para tomar en cuenta a partir de esos mismo momentos (es decir la ciencia que estudia a las bacterias y a los gérmenes que nos atacan). Hasta entonces las personas e incluso los médicos creían que las enfermedades eran fortuitas o fruto de una mala suerte o mala fortuna. No se tenía ningún cuidado sobre el lavado de utensilios.

-LEYES DIVINAS CONTRA INFECCIONES-

A lo largo de la historia el hombre ha sufrido múltiples pandemias (es decir infecciones masivas) las cuales muchas veces se pueden prevenir. Los gérmenes de cadáveres tanto humanos como de animales son altamente peligrosos. Alrededor de los años 1800 estar embarazada tenía un riesgo que va desde el 15 % hasta un 30 % de morir afectadas de fiebre puerperal. Esta es una fiebre que da fruto de una infección en el parto, al no tener conocimiento de los gérmenes, los médicos atendían los partos sin lavarse las manos e iban pasando dicha infección en todas las pacientes que tocaban. Al atender una paciente afectada de alguna infección se contaminaban y luego al atender el siguiente parto la paciente se infectaba y eran los médicos quienes propagaban las infecciones con sus manos. Hemos de recordar que no se utilizaban guantes estériles como los que usamos hoy día.

Un Medico húngaro llamado Ignaz Semmelweis mas o menos por los años 1845 se dio cuenta de este proceso y sugirió que todos los médicos y estudiantes antes y después de examinar pacientes se lavaran vigorosamente las manos con abundante agua y lima clorinada. Como resultado de esta indicación la tasa de mortalidad por fiebre puerperal se redujo al 2 %. Una práctica tan sencilla les salvaba la vida a muchas pacientes. Las sugerencias de Semmelweis no fueron recibidas por muchos, sin embargo con el paso de los años se establecieron normas para los cirujanos, médicos en general, enfermeras acerca del lavado de manos. Irónicamente el Dr Semmelweis luego de haber sufrido una herida en la mano durante una cirugía murió fruto de una infección.

El Dr. Joseph Lister quien es considerado el padre de la antisepsia (ciencia que lucha contra el contagio de infecciones transmisibles por contacto directo) dice que admira la observación y el trabajo del Dr. Semmelweis.

Ahora bien, en el libro de Levítico 15:13 la Biblia da un mandamiento:

``Cuando el hombre con el flujo quede limpio de su flujo, contará para sí siete días para su purificación; entonces LAVARA su ropa, bañará su cuerpo en AGUA CORRIENTE y quedará limpio (Énfasis mío)" el énfasis es el agua corriente ya que muchos médicos si bien es cierto iniciaron a lavarse la manos, lo hacían en recipientes en donde el agua se quedaba estancada y los gérmenes de igual manera y solamente servían como el medio ideal para el cultivo de dichas bacteria. Sin embargo, Dios dio el mandamiento que ese lavado tenía que ser con aguas corrientes, es decir que corran, que tengan un caudal y no estén estancadas.

" El Señor dijo también a Moisés: Ve al pueblo y conságralos hoy y mañana, y que LAVEN sus vestidos; EXODO 19:20 (Énfasis mío). Después harás que

Aarón y sus hijos se acerquen a la entrada de la tienda de reunión, y los LAVARAS CON AGUA. Éxodo 29:4

Quizás a ti te parezca esto un acto de rutina diario, pero debes saber que en el año de 1840 se creía que bañarte a diario podría ocasionarte enfermedades. De tal manera que podemos ver Reyes que se bañaban únicamente una vez al año y el caso extremo es el Rey Santiago I quien además, ordenó la traducción de la Biblia King James, JAMÁS se bañó. De ahí la necesidad de crear fragancias y ungüentos para disimular los malos olores, aunque dudo mucho que lograran su cometido.

-LEYES DIVINAS PARA PREVENIR EL CONTAGIO DE PLAGAS-

Un día habitual en el hospital paso visita a los pacientes y noto que en los resultados del cultivo de la herida del paciente Jorge Rodríguez creció una bacteria muy contagiosa, la indicación inmediata es pasar al paciente al área de aislamiento, que es una habitación en donde el paciente estará solo para evitar que contagie al resto de pacientes y pueda controlarse dicha infección. Esta es una medida que hoy por hoy se toma de una manera casi mecánica, ya que el amplio conocimiento científico que hay sobre la propagación y control de las enfermedades infecciosas hace que se tomen estas decisiones.

Entre los años 1200 y 1400 Europa y Asia fue afectado por infecciones masivas (epidemias) tales como la lepra, peste bubónica o Muerte negra, estas enfermedades parecían invencibles y mataron a aproximadamente sesenta millones de personas.

La impotencia de los médicos era tal que a algunos solamente se les ocurrió dar de comer pimienta y ajo a los pacientes para aliviar sus males, sin embargo, ellos juntamente con sus pacientes sucumbían ante la enfermedad y morían.

Ahora bien, quiero que leas los siguientes versículos desde el punto médico y sanitario sin darle aplicaciones teológicas. Y creo que sin necesidad que te lo explique encontraras el maravilloso conocimiento y divina gracia de Dios para su pueblo.

"Y mientras tenga las llagas será considerado hombre impuro; tendrá que VIVIR SOLO Y FUERA del campamento". Levítico 13.46 (Énfasis mío).

Parecía inhumano el aislar al enfermo, Sin embargo, esta era la protección divina para su pueblo, el principio divino tenía como propósito que el resto del pueblo no se contaminara, tal y como le sucedió a los europeos con la fiebre bubónica y la lepra que como ya he dicho cobro la vida de aproximadamente sesenta millones de personas.

Es irónico como los ministros oraban a los pacientes con sus Biblias bajo el brazo, sin darse cuenta que es precisamente en ese libro que llevaban la medicina e incluso ellos eran contagiados. Algunos líderes eclesiásticos acudieron a ese libro para buscar la solución que Moisés le dio a esa enfermedad para controlarla y que el pueblo de Israel no muriera en su peregrinaje por el desierto y ¿que encontraron? *Eureka.* Es evidente que en el verso que ahora estoy analizando estaba la respuesta, vuélvelo a leer y contempla la sabiduría de Dios y sería un gran momento para postrarte elevar tus manos y dar gracias al Creador por su amor.

Y el que se purifica lavará sus vestidos, y raerá todos sus pelos, y se ha de lavar con agua, y será limpio: y después entrará en el real, y morará fuera de su tienda siete días. Levítico 14:8. Este verso es muy importante pues el bello corporal, la barba y el cabello, puede albergar cantidades excesivas de bacterias. Ese proceso, más el lavado aseguraban la descontaminación de la persona.

Y todo el que LEVANTE PARTE DE SUS CADAVERES LAVARA SUS VESTIDOS y quedará inmundo hasta el atardecer. Levítico 11:25 (Énfasis mío).
"La grasa de un animal muerto y la grasa de un animal despedazado por las bestias podrá servir para cualquier uso, mas ciertamente NO DEBEIS COMERLA". Levítico 7:24

Hoy todos sabemos que los cadáveres son una fuente excesiva de infecciones ya que una vez que se inicia el proceso de descomposición corporal miles de bacterias empiezan a colonizar y proliferar.

Levítico 4:11,12 dice lo siguiente:

¹¹ *Pero la piel del novillo y toda su carne, con su cabeza, sus patas, sus entrañas y su estiércol,* ¹² *es decir, todo el resto del novillo, lo llevará a un lugar limpio fuera del campamento, donde se echan las cenizas, y lo QUEMARA al fuego sobre la leña; lo QUEMARA donde se echan las cenizas....(énfasis mío).*

La incineración es una práctica habitual hoy en día, y es una de las medidas más higiénicas para evitar contaminaciones cadavéricas, y es una práctica habitual.

El sacerdote lo examinará de nuevo al séptimo día; y si la infección ha oscurecido, y la infección no se ha extendido en la piel, entonces el sacerdote lo declarará limpio; es sólo una postilla. Y lavará sus vestidos y quedará limpio. Levítico 13:6

Este es un paso al que nosotros los médicos le llamamos inspección o evolución. No se empezó a usar sino hasta miles de años después que fue registrado en la palabra de Dios, cada mañana vemos la evolución de las heridas infectadas y hay signos clínicos que nos indican cuando una herida ha evolucionado hacia la curación y también podemos ver que herida sigue activa.

``*Además, CUALQUIERA QUE TOQUE SU CAMA LAVARA SU ROPA, SE BAÑARA EN AGUA y quedará inmundo hasta el atardecer;... Levítico 15:5*

Este es un principio de prevención de contaminación. Como médicos exageramos este principio y no te sientas mal, pero cada vez que entras como paciente y nos das las manos cuando sales del consultorio inmediatamente nos lavamos las manos. Las manos son portadoras de innumerables gérmenes y el simple hecho de dar la mano puede ser motivo de propagación de infecciones. Está claro que nuestro Dios tenía este conocimiento y por eso dio todos estos consejos a su pueblo. ¿No te sorprende el conocimiento escondido que hay en la Biblia?

Creo que los versos hablan por sí solos, no es necesario mucho análisis así que pasare a otro punto.

-LA CIRCUNCISIÓN-

Soy urólogo y la circuncisión es una cirugía que habitualmente practico, las indicaciones más frecuentes son infecciones e inflamaciones del prepucio (la piel que recubre el glande del pene). Es una práctica que los cirujanos defienden y los pediatras están en contra. Hay controversias en la conducta de hacer o no circuncisión a todo varón. Ahora bien, es interesante resaltar que en los países donde se practica la circuncisión el cáncer de cérvix o cuello de la matriz entre ellos Israel, es anecdótico comparado a las cifras de incidencia de cáncer de cérvix que alcanzan hasta 500,000 nuevos casos al año. Al igual que el cáncer de cérvix, el cáncer de pene también es casi inexistente en los países que realizan la circuncisión. La razón es que el esmegma (secreción blanquecina parecida a masa que aparece en el prepucio) es carcinogénico, es decir puede inducir un cáncer. No quiero abordar la circuncisión desde el punto de vista espiritual o doctrinal ya que no es el propósito de este libro, aunque todos sabemos bien que tiene una aplicación a nuestras vidas espirituales.

Pero si quiero decir que no es un ritual simplemente, en los países en vías de desarrollo las cifras de este tipo de cáncer es mayor debido a la falta de recursos (como el agua) que no permiten una buena higiene.

Dios dijo a Abraham en Génesis 17:12 que *"al octavo día el recién nacido de los varones Hebreos debía ser circuncidado"*.

¿Por Qué el Octavo Día?

En 1935 el profesor Henrik Dam propuso la "Vitamina K" como el factor en los alimentos que ayudaba a prevenir las hemorragias en los niños. Sabemos ahora que la Vitamina K es responsable de la producción de protrombina en el hígado. Si la protrombina no está a niveles adecuados, su deficiencia se traducirá en hemorragias, de hecho antes de cualquier cirugía uno de los factores a evaluar como pronostico de una buena coagulación es el tiempo de protrombina. Un hecho que resulta sumamente interesante y sorprendente es que, solamente del quinto al séptimo día de vida del varón recién nacido que la Vitamina K empieza ser producida (por bacterias en el sistema intestinal). Y, es solamente al octavo día que el porcentaje de protrombina realmente está por encima del 100% de lo normal.

El único día en toda la vida de los varones que el elemento coagulante de la protrombina está por encima del 100% es al octavo día. Por tanto, el mejor día para la circuncisión, es al octavo día. Pero ¿cómo supieron Moisés y Abraham eso en sus limitados días de conocimiento científico?

-MANEJO DE ESCRETAS-

"Designarás un lugar fuera del campamento donde puedas ir a hacer tus necesidades. Como parte de tu equipo tendrás una estaca, con la que cavarás un hueco y, luego de hacer tu necesidad, cubrirás tu excremento". Deuteronomio 23:12-13.

No enfatizo ninguna frase porque creo que tendría que resaltar todo el verso. Hasta en los lugares más precarios hoy se hace uso de letrinas para evitar la contaminación y prevenir enfermedades infectocontagiosas.

Sin embargo, en los tiempos en que esto fue escrito no se tenía ningún conocimiento de la alta contaminación que las heces fecales tenían. Muchas enfermedades intestinales infecciosas y las grandes epidemias como el cólera, la fiebre tifoidea están dadas sobre todo por el mal manejo de excrementos, y una mala higiene de manos.

Hay muchos estudios que han demostrado que en países en vías de desarrollo muchos de los alimentos están contaminados con una bacteria llamada E. Coli, la cual es la responsable de la famosa "diarrea del viajero".

Todo turista que visita uno de estos países en donde esta bacteria es parte de la microbiota humana normal, inmediatamente empieza con síntomas digestivos tales como nausea, diarrea, vómitos que pueden ser leves o llegar a estados de deshidratación que requieran atención médica. En varias guerras pasadas han muerto más soldados por las enfermedades infecciosas debido a un mal manejo de desecho que por las propias balas.

Podría seguir relatando muchas normas de salubridad y salud de los cuales la Biblia está repleta, pero creo que haría tedioso y aburrido este libro y lo que pretendo es que te des cuenta que la ley es una manifestación de la gracia de Dios para con su pueblo, Dios nunca ha prohibido al hombre hacer nada que no le vaya a favorecer.

Particularmente estoy maravillado y sorprendido de este conocimiento que ha traspasado el tiempo Y que ha venido a ser corroborado por la ciencia actual a lo que no me queda más que decir GRACIAS DIOS, DIGNO DE TODA GLORIA, TODA HONRA Y TODO HONOR. POR LOS SIGLOS DE LOS SIGLOS. EL CIELO Y LA TIERRA PASARA MAS TU PALABRA PERMANECERÁ POR SIEMPRE. AMÉN.

CAPÍTULO 9

LA BIBLIA Y LA IRA

Te levantas todas las mañanas y corres hacia la parada, en ella hay muchas personas corriendo afanadas, de pronto dos de ellas chocan y empiezan una discusión acalorada, subes al autobús y alguien te pisa los pies te piden disculpas pero pese a eso tú te enfureces y le dices hasta de que se va a morir, unos minutos más tarde tu pisas a alguien y de la misma manera te disculpas pero aun así te insultan diciéndote todo tipo de groserías no te quedas cayado y también respondes de la misma manera. Llegas al trabajo y te encuentras que todo está patas arriba te enfadas y empiezas a renegar del día, uno de tus compañeros se acerca y te saluda ¡buenos días! Exclama! a lo cual respondes que tiene de buenos. En otro escenario la madre corriendo haciendo loncheras les grita a sus niños: "¡Apurenseeeee! ¡Ya es tarde!" El esposo también estresado grita: "¡cállate! ¡no los trates así!!" A lo cual la madre responde: "¡cállate tú y lárgate ya!"

Curiosamente los niños lejos de apurarse se rebelan tardándose más y haciendo berrinches suben al automóvil y van peleando entre sí en todo el camino, la madre está a punto de chocar pues no los puede controlar. Te parecerán situaciones exageradas pero creo que pasa esto y mucho más todos los días en todas las familias. Todos estamos afectados por el mal del siglo el estrés y lo que es peor **LA IRA.**

Más de lo que parece el temperamento de las personas sobre todo en las ciudades ha cambiado mucho y la gran mayoría de las personas sufren a diario ataque de ira. Estos ataques pueden ser leves, moderados y hasta severos cada cual con sus respectivas consecuencias. El temperamento colérico se está volviendo la moda para las personas muchas de las cuales no pueden controlar sus respuestas a los diferentes estímulos que el día a día le presenta. Recordando el concepto de salud el cual dice **"que es el completo bienestar físico, mental y social"** podemos entonces catalogar a la ira como una enfermedad de la cual estamos en epidemia, puesto que la ira no nos permite gozar de esa salud mental necesaria para cumplir con el concepto de salud, en otras palabras estamos enfermos.

Por estos motivos creo que es necesario abordar dicho tema dentro de este libro cuyo nombre es la Biblia y la salud. Puedes preguntarte que tiene que ver la biblia con esto y te diré que es mucho e intentare explicarte en detalles como la sabiduría divina tenía conocimiento de esta enfermedad y nos da las recetas necesarias para ser sanos de tan terrible mal que se va transmitiendo de generación en generación, pues si bien es cierto el temperamento tiene parte de genético, también es cierto que muchas de las reacciones son producto del aprendizaje o mejor dicho lo que hemos visto de nuestros padres tarde o temprano se verá reflejado en nosotros e inconscientemente estaremos reaccionando de la misma manera como fuimos enseñados o quizá no exactamente enseñados sino más bien lo que aprendimos empíricamente como ejemplo. Actualmente existe un concepto que cada vez es más producto de investigación y es la **inteligencia emocional**, es decir la capacidad de manejar con nuestro intelecto las diversas emociones que a diario vivimos.

Voy a explicarte brevemente cómo funciona el arco reflejo, es decir como recibimos un estímulo y las vías que actúan o deberían actuar antes de una reacción y me enfocare sobre todo en la ira.

-DIFERENCIAS ENTRE EL ARCO REFLEJO ANIMAL Y EL ARCO REFLEJO HUMANO-

Imagínate a un perrito comiendo y de pronto se acerca otro perrito a intentar comer del mismo plato, la reacción refleja es la agresión la cual puede ser un simple gruñido hasta desencadenar una pelea canina. Bien veamos que ocurre:

El perro recibe un estímulo externo (el otro perro acercándose a su comida) este estimulo es recibido por los sentidos ya sea el olfato, la vista o el tacto, el estímulo viaja desde los nervios periféricos y llega hasta el centro esta vía se conoce como **vía aferente**. La señal es recibida por una parte situada en el cerebro llamada

amígdala y aquí quiero hacer una aclaración ya que no se trata de las amígdalas que todos conocemos las cuales están ubicadas en nuestra oro faringe sino más bien de un complejo de núcleos neuronales la cual está ubicada en el centro de los lóbulos temporales del cerebro la cual está asociada con la expresión y la regulación emocional. La amígdala es una de las regiones del cerebro que desempeña un papel fundamental en los fenómenos emocionales. Su papel principal es el procesamiento y almacenamiento de reacciones emocionales.

Bien, una vez llega el estímulo a la amígdala se envía una respuesta instintiva por nervios que viajan desde el centro hacia la periferia llamada **vía eferente** la cual trae la respuesta de agresión. Al igual que en los animales en los humanos el estímulo es recibido periféricamente por cualquiera de nuestros cinco sentidos, la visión, el oído, el olfato, el tacto, o el gusto y viaja atreves de las vías aferentes (que llevan la señal desde la periferia hasta el sistema nervioso central) luego pasa por las amígdalas y a diferencia de los animales que reaccionan instintivamente en los humanos dicha señal pasa al cerebro (o por lo menos debería pasar) para que este analice, reflexione, medite y envié la respuesta correcta a dicho estimulo.

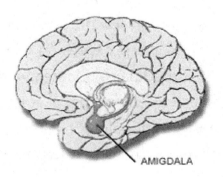

AMIGDALA

Repasando el arco reflejo humano paso a paso:

1. Se da un estimulo
2. Viaja por la vía aferente hasta la amígdala
3. Llega a la amígdala
4. De la amígdala Pasa al cerebro (donde es procesada para dar la mejor respuesta)
5. Del cerebro regresa a la amígdala
6. De la amígdala Regresa por la vía eferente
7. Y como resultado hay una Reacción

Esquema del arco reflejo humano:

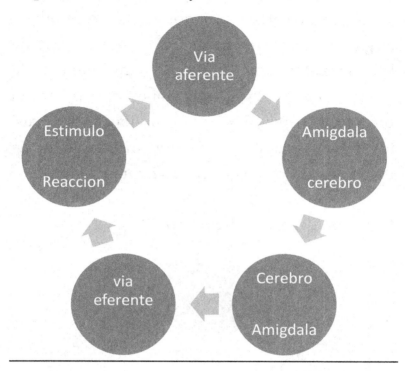

___

Repasando el arco reflejo animal paso a paso

1. Se da un estimulo
2. Viaja por la vía aferente hasta la amígdala
3. Llega a la amígdala
4. De la amígdala regresa por la vía eferente
5. Y como resultado hay una reacción.

Como podemos ver gráficamente el paso que no

existe en los animales es el paso del estímulo de la amígdala al cerebro en donde es procesada y elegida la mejor respuesta. Esto nos diferencia de los animales sin embargo, lamentablemente muchas de nuestras reacciones no pasan el proceso cerebral y reaccionamos casi instintivamente y sin afán de insultar a nadie reaccionamos como que no tuviéramos cerebro.

Esquema del arco reflejo animal

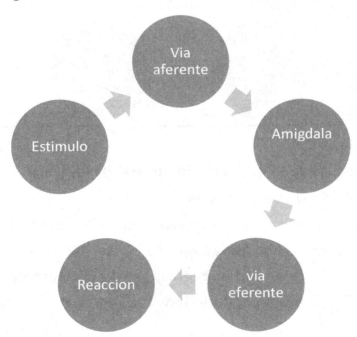

Espero haberme explicado bien ya que una vez entendido esto podemos aplicar la Biblia al manejo de nuestras emociones y sobre todo a controlar las reacciones de la ira. Es indiscutible que nuestro creador sabe todos estos procesos pues como dice su palabra:

"EL NOS HIZO y no nosotros a nosotros mismos Sal. 100:3"

La Biblia está llena de recomendaciones y consejos acerca del manejo de la ira. Para explicarme mejor daré ejemplos con nombres ficticios pero con situaciones reales que acontecen en el día a día de todos nosotros.

Llega Luisito un niño de 7 años de edad, cansado del colegio pues desde tan temprana edad el sistema en el que vivimos le enseña el afán, se sienta a la mesa, le sirven un vaso con refresco y Luisito sin querer lo bota y vierte el contenido en el vestido de fiesta de mama (el cual ella había dejado sobre la mesa). La mama se exalta, se enfada y pierde el control, grita desenfrenadamente y toma lo primero que encuentra a la mano y golpea a Luisito propinándole una paliza que por poco lo mata.

Quiero que observes detenidamente el arco reflejo de esta madre. Ahora, tienes una idea de cómo funciona el arco reflejo de los animales y el de los humanos, entonces, te pregunto: ¿acaso no fue una reacción que no paso el proceso del cerebro para pensar, elegir y dar la mejor respuesta? ¿Acaso ella no tuvo la culpa de dejar el vestido en la mesa? ¿Es acaso Luisito lo suficientemente grande para entender lo que está pasando? ¿Es justificada dicha paliza propinada a Luisito? Quizá pienses que exagero pero en las emergencias diariamente acuden niños quemados por sus madres, fracturados por sus padres después de haber sido agredidos e incluso hay casos donde las consecuencias han sido fatales provocando daños irreversibles incluso la muerte. Todo es producto de una enfermedad llamada ira descontrolada. Es evidente que la mama de Luisito no utilizo el cerebro para reaccionar ante este estímulo y prácticamente actuó instintivamente tal cual hubiera reaccionado aquel perrito que estaba comiendo al verse asediado por el otro perrito. En el caso de los perros es comprensible pues no tienen la capacidad intelectual para razonar y quizá suene ofensivo pero esto pasa todos los días con los seres humanos, están reaccionando de manera instintiva y animal. Cuando en el libro de proverbios leemos:

"El que presto se ENOJA, hará LOCURA Prov. 14:17"

Dios nos hace un llamado a reflexionar pues cuando actuamos enojados muchas veces nuestras respuestas son apresuradas y locas. Me agrada el siguiente pasaje pues veo maravillado el entendimiento de nuestro Dios sobre todo lo que he compartido contigo acerca de la respuestas a estímulos externos.

"el que TARDE se AIRA es GRANDE en ENTENDIMIENTO: Mas el CORTO de espíritu ENGRANDECE el desatino. Proverbios 14:29"

En otra versión dice: *"el que tarde se aíra es grande en INTELIGENCIA"*, pues tal y como te lo he explicado somos superiores a los animales por nuestra capacidad de pensar, por esa inteligencia. Al enojarte y no usar tu cerebro para responder te privas de esa inteligencia de la cual Dios te doto. Muchas veces has oído cuenta hasta diez pero el contar hasta diez sin pensar y meditar tu respuesta no sirve de nada, el contar hasta diez te debe servir para calmarte, para pensar, reflexionar y no hacer locuras con tus respuestas, es un tiempo pasar el estímulo de la amígdala al cerebro y que este sea el que coordine la mejor respuesta. Si seguimos con el análisis de nuestro ejemplo, si la madre de Luisito se detiene a pensar y utiliza su inteligencia hubiera evitado llevar a Luisito al hospital y gastar dinero en médicos y hospital. Su respuesta podría haber sido la siguiente: respirar profundo y pensar, bueno, es mi culpa por dejar el vestido en la mesa, Luisito es muy pequeño y sus manitas no tienen la suficiente fuerza ni la motricidad tan desarrollada como para evitar este **accidente**, que incluso pudo pasarme a mí, entonces, quizá hubiera reaccionado así: ya hijo no te preocupes, no pasa nada, es un vestido y se puede lavar, te serviré más refresco y ahora ten cuidado! Qué diferencia esta actitud, si tan solo aplicáramos la Biblia a nuestro día a día otra canción nos sonaría.

Veamos otro ejemplo, Alfredo un varón de 40 años es ingeniero y estuvo un día muy estresado, llega a casa y en ella se encuentra Rosa su esposa de 35 años, rosa salió de compras y llego tarde y al llegar no le dio tiempo de preparar nada, entra Alfredo y grita me sirves algo de comer (sin decir por favor), Rosa tarda en responder y Alfredo vuelve a gritar, ¿No escuchaste? Quiero comer!!! En un tono más elevado, a lo que Rosa responde (también gritando), pues si tanta hambre tienes, abre el refrigerador y sírvete algo y deja de gritar!! Alfredo se exalta y grita más fuerte, llega hasta donde esta Rosa y le dice mil groserías a lo que Rosa responde también con groserías, ambos se insultan con mil palabras y mientras avanza la discusión cada vez se torna más acalorada hasta que Alfredo termina golpeando a Rosa, Rosa llama a la policía y Alfredo termina pasando la noche en la comisaria. Quizá he dramatizado un poco, sin embargo, existen casos de homicidio fruto de discusiones tan tontas como esta. Ambos fueron víctimas de una reacción instintiva, si quizá Rosa hubiera recordado el siguiente pasaje la historia seria otra:

"La BLANDA RESPUESTA QUITA LA IRA, mas la palabra ASPERA hace SUBIR EL FUROR. La lengua de los sabios adornara la sabiduría: Mas la boca de los necios hablara sandeces. Proverbios 15:1-2 (Énfasis mío).

Y si Alfredo hubiera recordado este, no habría terminado en la comisaria:

"La CORDURA del hombre DETIENE el FUROR; Y su honra es DISIMULAR la OFENSA. Proverbios 19:11"

"El de GRANDE IRA llevara la pena: Y si usa de violencias, añadirá nuevos males. Proverbios 19:19" (Énfasis mío).

Existen muchas líneas de investigación en el campo de la inteligencia emocional, no es suficiente tener un coeficiente intelectual alto, es necesario que tengamos dominio emocional mediante el uso de nuestra inteligencia, es decir dominar las respuestas instintivas y primitivas por medio de un Don o regalo que Dios nos dio nuestro cerebro, nuestro intelecto. Hay muchas personas que pese a tener un coeficiente intelectual elevado tienen trabajos menos remunerados que otras personas con promedios más bajos y se ha demostrado que se debe a la capacidad de dominar las emociones. Un jefe áspero, gruñón a largo plazo obtendrá peores resultados que un jefe empático y amable. Si puedes dominar tus emociones con inteligencia serás capaz de incluso dominar las emociones de las personas que te rodean. Ya lo dice Dios en su palabra:

"El hombre iracundo mueve contiendas; mas el que tarde se enoja apaciguara la rencilla Proverbios 15:18."
Existe en nosotros esa capacidad de hacer que los problemas broten o hacer que los mismos sean controlados. Si podemos controlarnos a nosotros mismos, si podemos dar respuestas sabias, si logramos mediante nuestra inteligencia dominar nuestras reacciones ante los diferentes estímulos que recibimos a diario, nuestra capacidad de controlar las reacciones de los demás también se hará evidente. Y no hablo de manipulación, ni de juegos mentales que pretenden utilizar a las personas, hablo de salud mental, esa salud es

indispensable y necesaria para todos nosotros porque si la cabeza está enferma todo el cuerpo está en peligro de enfermar *"Por que todos ofendemos en muchas cosas. Si alguno no ofende en palabra, este es varón perfecto, que también puede con freno gobernar todo el cuerpo Santiago. 3:2"*.

La Biblia en el libro de Efesios nos dice: *"Airaos, y no pequéis; no se ponga el sol sobre tu enojo; ni deis lugar al diablo"* Aquí queda claro que la ira es una emoción que tarde o temprano llega a nosotros, sin embargo el llamado es a que no guardemos rencor, el decir no se ponga el sol sobre tu enojo, significa que perdonemos las ofensas del día y esto es sobre todo muy útil en los matrimonios. Ya que si guardas una riña para el día de mañana probablemente a la siguiente riña sacaras esa amargura y esa reserva de tu corazón. En el libro de Santiago en el capítulo 1:19-20 dice:

"por esto, mis amados hermanos, todo hombre sea pronto para oír, tardío para hablar, tardío para airarse. Porque la ira del hombre no obra la justicia de Dios".

El llamado es a primero oír, a escuchar la versión

de la otra persona, mientras escuchas quédate callado y no interrumpas y mientras escuchas utiliza tu cerebro y tu intelecto para ir razonando la mejor respuesta, cuando hayas escuchado espera un tiempo tárdate en hablar y responder y una vez estés con el dominio racional de tu emoción responde. Hay palabras que dañan más que los golpes es por eso que Dios nos deja una serie de consejos por ejemplo:

"El corazón del justo PIENSA para responder: mas la boca de los impíos derrama malas cosas Proverbios 15:28" (énfasis mío).

Podría seguir dando ejemplos de la vida real, pero es triste ver como personas pelean por un control remoto, por un programa de televisión, y por cosas tan absurdas que no valen la pena discutir.

La ira es un mal del cual está plagada nuestra sociedad, la mayoría de nuestras reacciones son instintivas, espero que después de leer este capítulo tengas una mejor salud mental, que puedas dominar tus emociones, que memorices los versículos que he citado (aunque existen muchos más) pues con ellos podrás controlarte tú, y controlar las reacciones instintivas y primitivas de los demás. Mientras escribía los otros capítulos que tienen que ver con la salud propiamente dicha, Dios puso en mi corazón que la sanidad mental es importante no solo para nuestro cuerpo sino también para el cuerpo de Cristo, es decir su iglesia.

Muchas enfermedades se han desencadenado por temperamentos airados, derrames, diabetes mellitus, infartos agudos al corazón y varias más que podría seguir describiendo y las cito para no perder el propósito de este libro que es nuestra salud y la Biblia la cual está llena de conocimientos que nos ayudaran a tener cada día una mejor salud.

CAPÍTULO 10

SANIDAD DIVINA

En este libro he abordado los maravillosos secretos que la Biblia contiene respecto a la prevención de enfermedades. Dichos secretos se han convertido en consejos y prescripciones que los médicos damos hoy día basados en los últimos descubrimientos que sobre todo en los últimos 100 años la ciencia ha hecho. A este conjunto de mandamientos, estatutos y derechos quiero denominarle **"salud divina"** es decir la salud que podemos conseguir con el ejercicio de los mandamientos que la Biblia contiene de los cuales he hablado ampliamente en los capítulos anteriores. Sin embargo los cristianos podemos echar mano de otra gran maravilla que denominare la **"sanidad divina"** es decir la sanidad de una enfermedad ya establecida y que alcanzamos por medio de la fe y la oración.

El Apóstol Pablo dice *"quien enferma y yo no enfermo?..."* 2 *Corintios 11:29.* Esto significa que hemos de enfermar más de alguna vez. No somos infalibles. Y es entonces cuando podemos leer:

"llegar confiadamente al trono de la gracia para alcanzar misericordia y hallar gracia para el oportuno socorro..." Hebreos 4:16.

A mi forma de ver aplicándolo al concepto de salud y haciendo mezclándolo con la fe que profeso sin intención de dogmatizar, podría definir salud divina y sanidad divina de la siguiente manera.

Salud divina: Es el completo equilibrio y bienestar físico, mental y social y no solamente la ausencia de enfermedad o afección, **fruto del cumplimiento y la obediencia a la palabra de Dios.**

Sanidad divina: Es el completo equilibrio y bienestar físico, mental y social y no solamente la ausencia de enfermedad o afección, **que alcanzas debido a la oración de fe en Cristo Jesús.**

En la cruz del Calvario Cristo hizo pacto de sanidad divina con nosotros los creyentes y es un beneficio del cual gozamos hoy.

"ciertamente llevo el NUESTRA ENFERMEDADES, y sufrió nuestros dolores; y nosotros le tuvimos por azotado, por herido de Dios y abatido. Mas el herido fue por nuestras rebeliones, molido por nuestros pecados: el castigo de nuestra paz fue sobre El; y POR SU LLAGA FUIMOS NOSOTROS CURADOS" Isaias 53: 4-5. (Énfasis mío).

La Sanidad divina es fruto de la fe en su promesa "ESTAS SEÑALES SEGUIRAN A LOS QUE CREYEREN: en mi nombre echarán fuera demonios; hablaran nuevas lenguas; pisaran serpientes, y si bebieren cosa mortífera, no les dañará; SOBRE LOS ENFERMOS PONDRÁN SUS MANOS, Y SANARÁN." Marcos 16: 17-18

En síntesis diré pues, que la Salud divina es fruto de la obediencia a la palabra y la sanidad divina es fruto de la oración de fe. Como podemos ver en ambas opera la fe, por una parte si tenemos **fe** en su palabra y obedecemos sus mandamientos y nos regimos a un sistema de vida que establece la biblia tendremos salud y como consecuencia

"...ninguna enfermedad de la que envié a los egipcios enviare a ti, porque yo soy JEHOVA TU SANADOR" Éxodo 15:26

Es aquí donde quiero recordarte que este verso tiene un contexto preventivo o sea Dios nos da mandamientos y estatutos para librarnos de enfermedades. Por otra parte si tienes **fe** en el pacto de sanidad divina otorgada por Cristo en la cruz del Calvario, cuando estás enfermo recibirás Sanidad divina y esta fe como consecuencia cumplirá la palabra que dice

"....SOBRE LOS ENFERMOS PONDRAN SUS MANOS, Y SANARAN" Mar. 16-18 ultima parte.

No podemos hablar de salud divina ni de sanidad divina si no tenemos el común denominador, es decir **la fe**. La fe y el cristiano son mancuernas inseparables.

"Empero SIN FE ES IMPOSIBLE AGRADAR A DIOS; porque es menester que al que a Dios se allega, CREA que le hay, y que es galardonador de los que le buscan." Hebreos 11: 6 (Énfasis mío).

En el concepto que Hebreos 11:1 nos da de lo que es fe, puedes ver que la misma está compuesta de dos partes.

- La primera: Es pues la fe la sustancia de las cosas que se esperan.
- La segunda: La demostración de las cosas que no se ven.

La primera parte podría decir que es algo que aún no tienes pero estas plenamente convencido que lo tendrás de tal manera que se hace sustancia o sea se hace algo objetivo, algo palpable, algo visible y aunque los demás no lo vean tú lo ves. La segunda parte lo dice claramente "la demostración" o sea cuando tú puedes dar testimonio al mundo y a ti mismo del poder de Dios obrando en tu vida, es hacer visible a los ojos tuyos y a los demás que aquello que esperabas y no tenías ahora lo tienes como un galardón de tu fe.

Siempre pienso en algo que muchas personas dicen acerca de sus médicos "yo le tengo gran fe a ese doctor" analicemos este comentario que a menudo oímos. Una persona enferma llega con una persona (el médico) a quien no conoce, le cuenta toda su vida y hasta sus intimidades más íntimas (valga la redundancia) creyendo que esta persona le va a dar un medicamento que alivie su mal. El médico le da una receta que solo el mismo entiende, la cual el paciente intenta descifrar pero al parecer viene en código de Marte o Júpiter, se da por vencido y se acerca a una farmacia donde le atiende otra persona que al parecer estudió ese código y dice: "aaah si, sé que dice, entra" y luego viene con una cajita que contiene un puñado de pastillas que no sabes que tienen ni entiendes que harán en tu cuerpo sin embargo, tú tienes fe en que te curarán, es tanta tu fe que a pesar de esa reacción en cadena en la cual la mayoría de cosas no entiendes llegas y te tomas tu medicamento, unos días después estas bien y dices que buen doctor. Y de ahí esa frase "yo le tengo gran fe a ese doctor". ¿Te has dado cuenta? Creías en que tendrías algo que no tenías, creías en obtener aquello que esperabas, estabas tan seguro que estarías bien de tal manera que hiciste cosas, sin siquiera reparar en lo que decía la receta, ni si el farmacéutico realmente había entendido y sin tener la más mínima idea del componente de ese medicamento (primera parte de la fe) luego cuando estabas sano pudiste demostrar que estabas bien y le aconsejas a otros ese medico (segunda parte de la fe). ¿A dónde quiero llevarte con este ejemplo: a que confíes en un medico? No, de ninguna manera (y te recuerdo que soy médico) lo quiero es hacerte reflexionar para que de la misma manera confíes en el Dios de nuestra salvación y de nuestra Salud. Es habitual que veamos casos en los que los médicos hacemos todos nuestros esfuerzos por curar a las personas sin embargo, el hombre tiene límites y muchas veces nos vemos incapaces de ayudar a las personas, sin embargo, **para Dios no hay nada imposible** y como médico creyente en la sanidad divina puedo testificar de varias personas que habían sido desahuciadas y que el poder divino opero en ellos y fueron sanos para la gloria de Dios. Prefiero dedicar un capitulo a la narración de estos milagros que Dios ha hecho.

CAPÍTULO 11

TESTIMONIOS DE SANIDAD DIVINA

"Lo que era desde el principio, lo que hemos oído, lo que hemos visto con nuestros ojos, lo que hemos mirado, y palparon nuestras manos tocante al verbo de vida" 1ª Juan 1:1.

"Lo que hemos visto y oído, eso os anunciamos, para que también vosotros tengáis comunión con nosotros: y nuestra comunión verdaderamente es con el padre, y con su hijo Jesucristo" 1ª Juan 1:3.

Inicio este capítulo con estos versículos porque de ninguna manera osaría a escribir algo que no fuera verdad:

"En ninguna manera; antes bien sea Dios verdadero, mas todo hombre mentiroso; como está escrito: para que seas justificado en tus dichos, Y venzas cuando de ti se juzgare" Romanos 3: 4.

Un verso más abajo dice:
"Empero si la verdad de Dios por mi mentira creció a

gloria suya, ¿Por qué aun así yo soy juzgado como pecador?" Romanos 3: 7.

Debes entender que como médico analizo y cuestiono muchas veces los milagros de los cuales oigo hablar y no es que no crea que Dios es todo poderoso, pero si bien es cierto estoy convencido del poder de Dios, creo que hoy en día hay mucha *"apariencia de piedad"* 1ª Timoteo 2:5 y hombres que sin escrúpulos usando astucia engañan a muchas personas haciéndoles creer que lo que ven son milagros, cuando de lo que realmente se trata es de un show en donde la gloria la pretenden llevar ellos más que Dios mismo. Admiro a mi Jesús cuando sanaba a alguien y sin afán de protagonismo decía *"ve y no digas que he sido yo".* Qué lejos estamos de Jesús. Por estas razones me dedicare a relatar testimonios personales de los cuales puedo dar fe y teniendo todo el temor de Dios de que lo que escribo es veraz.

-SANIDAD PULMONAR-

Tengo 4 hijos, mi segundo hijo es un varón que

actualmente tiene 13 años, cuando era un bebe padecía de reflujo gastroesofágico y constantemente era ingresado en hospitales por neumonías que estuvieron a punto de quitarle la vida, recuerdo que yo dormía con el estetoscopio (instrumento que se escucha para auscultar, escuchar los pulmones y el abdomen) en la cama, pues todos los días antes de acostarme le auscultaba sus pulmones, para mí era una agonía oír todos los días sus pulmones congestionados, con bronco espasmo, de hecho ahí entendí el versículo que dice:

"Porque en la mucha sabiduría hay mucha angustia, y quien aumenta el conocimiento, aumenta el dolor" *Eclesiastés 1:18 (versión las Américas).*

Todas las noches me dormía pensando en que por la madrugada mi hijo podía sufrir un bronco espasmo o una bronco aspiración que resultara fatídica. Yo le pedía a Dios por esto pero no obtenía respuesta, pero un día clame con tanta intensidad con deprecación y suplica que Dios me respondió y me dijo en 3 días tu hijo estará sano. Recuerdo muy bien que era un jueves y en ese momento yo puse en mi corazón hacer un ayuno de 3 días tiempo en el cual habría de cumplirse aquella palabra, hice ayuno jueves, viernes. En aquel entonces yo era líder del grupo de jóvenes de mi iglesia y el día sábado programamos una fogata, durante la actividad mientras conversaba con algunos jóvenes, se me acerco una señorita llevándome un bocadillo, sin pensarlo y sin recordar que estaba en ayuno de 3 días comí, cuando repare en lo que había hecho me entro un cargo de conciencia y pensé que por no cumplir los 3 días de ayuno mi hijo no iba a sanar. Esa noche llegue a casa y me arrodille y le pedí a Dios perdón y audiblemente pude escuchar la voz de Dios diciéndome: No obro por lo que tú eres o haces, yo obro por lo que soy. Un tanto escéptico por última vez a las 11 de la noche como siempre escuche los pulmones de mi hijo y como siempre le escuche congestionados los bronquios, esa noche me dormí muy triste y con sentimiento de culpa. Al día siguiente me levante y como todas las mañanas tome el estetoscopio y escuche los pulmones de mi hijo. A diferencia de todas las mañanas esta vez mi hijo tenía TOTALMENTE DESPEJADOS los pulmones GLORIA A DIOS!!!

Exclame, llame a mi esposa y le dije lo que había pasado. Desde ese entonces mi hijo no ha vuelto a padecer de los pulmones ALABO Y BENDIGO A DIOS. Esto es sanidad divina.

-SANIDAD DE CÁLCULO BILIAR-

Mi tercer hijo actualmente tiene 11 años, a la edad de 3 años a raíz de un cuadro de dolor abdominal lo llevamos al hospital fue ingresado para observación con la posibilidad que se tratara de apendicitis aguda, sin embargo, todo fue un susto pues lo que realmente tenía era una impactación fecal por estreñimiento, al ir a defecar la mañana siguiente el dolor cedió, a son de burla el gastroenterólogo pediatra que dicho sea de paso es mi amigo dijo: esta es la defecada más cara que pudo pagar tu papa jaja. Bien, este no es el milagro, en dicho ingreso se le realizo un ultrasonido y como un hallazgo incidental (o accidental) la radióloga le encontró un cálculo en la vesícula biliar, ¿pero cómo siendo tan pequeño? Si, acento mi amigo el pediatra, seguramente la dieta de tu esposa no fue la mejor durante el embarazo y eso le provoco este cálculo.

Tienes que saber que los cálculos de la vesícula biliar es una enfermedad de gente mayor y no de niños. El caso es que como no habían síntomas que sugirieran algo para actuar el pediatra dijo: ya que en este momento no hay síntomas, espera a que sea más grande y entonces lo operas. Bien pasaron 2 años y a los 5 años mi hijo presento nuevamente un cuadro de dolor abdominal pero en esta ocasión si parecía estar relacionado con la vesícula biliar, en el expediente constaba que mi hijo tenía un cálculo en la vesícula y el pediatra dijo: esto es la vesícula, seguramente tendremos que operarlo. Aunque soy médico creemos en el poder de Dios así que mi esposa le dijo: Dr. Creo que esperaremos antes de operarlo. Mi colega un poco disgustado le dijo ¿y que van a esperar?, él sabe que somos cristianos y le dijo a mi esposa: Mire yo sé de su fe, pero ustedes tienen que entender que Dios nos ha puesto ahora a nosotros los médicos para tratar las enfermedades, nosotros somos las manos de Dios, no esperen hay que operar a su hijo. Mi esposa me lo conto y lo que pensé fue: "Noo, yo sé que Dios es Todopoderoso", esa noche ore y clame a Dios y textualmente dije Señor no quiero un milagro, déjame ver tu gloria, desciende con tu diestra y opera a mi hijo, la gente no cree en tu poder. Pero deja ver que hay Dios en Israel. A la mañana siguiente le dije a mi esposa que llevara a mi hijo a hacer un nuevo ultrasonido y para LA GLORIA DE DIOS!!! no había ningún cálculo en la vesícula y mi hijo ya no tenía dolor. Lo lindo del caso es que la misma radióloga que hizo el diagnóstico del cálculo en la vesícula fue la que repitió el estudio en el cual no había calculo. Esto es Sanidad divina.

-VISIÓN CORREGIDA-

Tengo dos enfermedades hereditarias en la vista (miopía y astigmatismo) de hecho todos mis hijos usan gafas o anteojos o lentes como sea que les llamen en tu país. Mi hija mayor no era la excepción pero a diferencia de todos, ella, todos los domingos por las noches en el servicio de Santa Cena y oración por enfermos que realizamos en mi congregación pasa a oración. Recién hicimos la celebración de sus 15 años y en una reseña fotográfica pude recordar ese milagro. Una mañana ella se levantó diciéndome papi me duele la cabeza y no veo bien con los lentes, veo borroso. Lo primero que pensamos era que seguramente necesitaba aumento en la graduación de sus gafas. La llevamos al oftalmólogo y después de realizar el examen salió y nos dijo, tu niña no necesita gafas, su visión está bien, el examen es normal, desde entonces mi hija no usa gafas. LA GLORIA SEA A DIOS!!! Esto es sanidad divina.

-SANIDAD DE CRISIS DE AUSENCIA-

A decir verdad este es un testimonio que hemos manejado muy confidencialmente en nuestra familia. Pero siento que he de testificar la grandeza de nuestro Dios. Se trata también de mi hija mayor, ella ha sido atacada del enemigo en varias ocasiones. En el año 2001 nos encontrábamos viviendo en Barcelona, España ya que yo estaba realizando mis estudios de post grado en la especialidad de Urología. Recuerdo cuando ella tenía un poco más de un año, cierto día llegue a casa muy cansado pues una noche antes me toco estar de guardia en el hospital. Al verla tan tierna dormidita en la cama no tuve otra que acostarme junto a ella y abrazarla, justo en ese momento se estiro y trabo los ojos, yo la sacudía para ver qué pasaba y ella no respondía, inmediatamente empezó a ponerse cianótica (es decir coloración violácea o morada o purpura como lo entiendan en tu país). Recuerdo que entre en pánico y desesperadamente llame a mi esposa, ella la sacudía y gritaba su nombre y la niña no respondía. Mi esposa empezó a dar voces gritando mi hija se murió, se murió, ¿porque Dios? Mi hija no, ella sufrió una crisis de ansiedad. Recuerdo que yo Salí corriendo con mi hija en brazos, pues a mi criterio ella estaba convulsionando, baje por las gradas del edificio donde vivíamos y justo a la par nuestra había una farmacia entre corriendo y le pedí al farmacéutico diazepam líquido y se lo aplique a mi hija, Salí a la calle gritando taxi! Taxi! Y aborde un taxi hacia el hospital donde yo trabajaba. Fue el viaje más largo que jamás allá tenido, los minutos pasaban y mientras el taxi iba a gran velocidad yo oraba y decía ¡No te la lleves Señor, no te la lleves! Y clamaba a Dios con todas mis fuerzas. Por otra parte mi esposa se quedó en casa llorando y pensando que nuestra hija había muerto, incluso una llamada de sus padres desde Guatemala coincidió con ese momento de angustia que mi esposa estaba viviendo; ella sin saber nada de lo que yo estaba viviendo, les dijo a sus padres que nuestra hija se había muerto. Según nos relatan ellos en Guatemala todo eran llantos y gritos ya que dicho sea de paso mi hija es la primera nieta tanto para mis papas como para los papas de mi esposa. La noticia había corrido que mi hija había muerto. Para la gloria de Dios no fue así.

Al llegar al hospital corrí desesperado a la sala de urgencias y justo al llegar mi hija había recobrado su estado normal. Fue una de las satisfacciones más grandes que recuerdo haber tenido. La valoro el pediatra quien la envió al neurólogo, le realizaron varios estudios entre ellos un electroencefalograma (prueba que sirve para registrar gráficamente la actividad eléctrica del cerebro) y todos los estudios salieron normales. Mi hija creció, regresamos a Guatemala todo marchaba bien. Notábamos que nuestra hija tenía problemas de aprendizaje y para ayudarle le pagábamos tutores que le reforzaran las clases que tenía en el colegio. En una ocasión yo hablaba con mis hijos y de pronto recordé algo y me quede pensando mientras mis hijos me hablaban y realmente no les estaba poniendo la atención necesaria y uno de ellos me dice papi tú estás igual a Ana. ¿Porque? les pregunte, y uno de ellos me dice: porque ella cuando tú le hablas pareciera que no te escucha y se queda con la mirada fija y no responde nada. Ese comentario me dejo muy preocupado y empecé a observarla más detenidamente y de igual forma le dije a mi esposa que la observara. Ambos nos dimos cuenta que en efecto habían momentos en los que hablábamos con ella y solo nos miraba fijamente sin responder a lo que le decíamos. Le pasabas las manos frente a los ojos y no parpadeaba y al cabo de unos minutos volvía en sí y respondía, sin embargo no recordaba nada de lo que le habíamos hablado. Cada vez eran más frecuentes los episodios por lo que la llevamos al pediatra quien es amigo mío, él nos dijo que probablemente ella sufría de crisis de ausencia y esa era la causa por la cual tenía problemas de aprendizaje. Nos recomendó visitar a un neurólogo pediátrico quien la valoro y le envió a hacer nuevamente varios estudios y un electroencefalograma, en efecto el diagnóstico fue "crisis de ausencia". Las crisis de ausencia son una especie de epilepsia solo que no tienen el movimiento tónico-clónico es decir son una especie de ataques epilépticos en los cuales no existe movimientos o sacudidas como normalmente sabemos que pasa a las personas que sufren dicho mal. Las crisis de ausencia pueden llegar desde 400 hasta 600 episodios en 24 hrs y más según la serie o estudio clínico que revise. El neurólogo nos dio la receta de un medicamento y era una noticia muy triste para nosotros y toda la familia. Sin embargo, siempre hemos creído en el Dios de nuestra salud y aunque mi hija era ajena al diagnóstico (pues preferimos no decírselo) ella, como siempre pasaba todos los domingos a la oración de enfermos que se realiza en mi iglesia. Las crisis dejaron de pasar debido al efecto del medicamento. Todos los medicamentos tiene efectos adversos o efectos no deseados y este no era la excepción, nuestra hija tenía tendencia al sueño y era más lenta en sus tareas y actividades. En sus controles el decidió bajar dosis y en cada control le bajaba más a la dosis, hasta que un día decidió suspenderle el medicamento y enviarle a hacer nuevamente un electroencefalograma de control, los resultados eran todos buenas noticias el electroencefalograma era normal. Por lo que decidió retirarle definitivamente el medicamento y hacer un control en 6 meses, el control a los 6 meses tuvo las mismos resultados y hasta el día de hoy mi hija para LA GLORIA DE DIOS no ha necesitado más medicamento y nunca más ha tenido crisis de ausencia. Esto es sanidad divina.

-SANIDAD DE PARÁLISIS DE LA MANO POR LESIÓN DEL NERVIO RADIAL-

Hace un año y medio precisamente cuando empezaba a escribir este libro, sufrí una fractura del hueso humero, no quiero contar los detalles de cómo sucedió pero era una fractura muy grave. Para que tengas una referencia, el hueso humero es el que va desde el hombro hasta el codo. Del codo para abajo la mano me quedo prácticamente colgando, llame a la emergencia del hospital en donde me respondió el médico residente de turno y le dije: soy el Dr. Edison De

León y voy para la emergencia con una fractura de humero, llama al traumatólogo por favor. Llegue a la emergencia y me examino el traumatólogo y constato que la fractura era muy grave y lo mejor era intervenirme quirúrgicamente, sin embargo, en el sitio de la fractura pasa un nervio llamado "nervio radial" y que es muy fácil lesionarlo en este tipo de cirugías. Este nervio tiene una función motora (es decir ayuda al movimiento de la muñeca y dedos) y una función sensitiva (contribuye a sentir los estímulos de la mano). Por esta razón en junta de médicos especialistas decidieron darme un tratamiento conservador y únicamente ponerme yeso inmovilizador por 6 semanas. Pasadas las 6 semanas me removieron el yeso y me colocaron un inmovilizador de humero. Debido a que soy cirujano mis colegas intentaban que tuviera una rehabilitación más pronta y así poder empezar a operar. Cuando me retiraron el yeso yo empecé a operar sin darme cuenta que realmente la fractura aún no estaba solidificada y en el control me dieron la peor noticia: mi colega vio los rayos x y me dijo, lo siento la fractura no pego tendremos que operarte, con el riesgo de lesionarte el nervio.

Entre al quirófano y desperté en la habitación del hospital ya operado. Cuando recobre el conocimiento me di cuenta de la peor sensación de mi vida, no podía mover la mano. La misma me quedo paralizada. Entro un sentimiento mezclado de tristeza, dolor e impotencia. Los días pasaron y no había ningún signo de recuperación, empecé a buscar solución en mis colegas, visite los colegas más prestigiosos y especialistas en mano. Al hacerme el electromiograma se demostró que tenía 55 cms. de nervio radial dañado. La recuperación de un nervio si esta se da, va a una velocidad aproximada de un milímetro por día, por lo tanto el pronóstico era que en 550 días podría mover la mano normal, si es que la recuperaba. La impotencia y desdicha me hicieron presa. Los posibles tratamientos eran transposición de tendones o un trasplante de nervio crural (es decir pasar un nervio que va en él la extremidad baja y sustituir el nervio radial por dicho nervio. Como puedes imaginarte mi mundo se derrumbó, un cirujano sin poder en su mano diestra. A decir verdad Dios me ha dotado de un espíritu de fortaleza, de perseverancia, de fe, de energía y de no dejarme abatir por nada ni nadie y lo digo no con prepotencia sino más bien con agradecimiento al eterno por esa flexibilidad y adaptabilidad que me ha dado. Me levantaba todos los días intentando mover la mano sin poder conseguirlo, de hecho este libro se atrasó por que no podía seguir escribiendo. Muchos me dijeron que descansara y que no fuera a la clínica, sin embargo creo que los hijos de Dios no debemos dejarnos abatir ni rendir nunca. Me levantaba y me iba a mi clínica, bueno, algo positivo de caso es que me hice zurdo, aprendí a escribir con la mano izquierda y a decir verdad creo que mi letra es más legible con la mano izquierda que con la mano derecha jaja (no olvides que soy doctor). Bien, por días mis fuerzas flaqueaban, pero confiaba en la palabra que dice que el da nuevas fuerzas al cansado y multiplica al que no tiene ninguna. Uno de esos días malos le comente a mi pastor que si podía ir unos días a una iglesia que nuestro ministerio tiene en Los Ángeles California, Estados Unidos. No sé qué cara me vio que sin pensarlo me dijo ve.

Viaje a Estados unidos y nunca lo he contado

pero llore todo el viaje de ver que no podía mover la mano. Cumplía tres meses de estar con la parálisis de la mano cuando llegue a Los Ángeles. Empecé a trabajar en la obra del Señor a tiempo completo, visitaba enfermos y les oraba, aunque por dentro quien necesitaba esas oraciones era yo. Fui a los hospitales a visitar enfermos, a la cárcel a visitar presos, en fin a trabajar al cien por ciento en la obra de Dios. Como a la semana de estar ministrando en la iglesia se me acerco un hermano y me dijo, hermano Edison quítese el inmovilizador porque aquí no somos pacientes y ya sabemos que está mal y hágalo como un acto de fe. Le hice caso y me quite el inmovilizador o estabilizador de muñeca. Como a los 15 días de estar ministrando en la iglesia una mañana me desperté y había algo distinto mis dedos se empezaron a mover y poco a poco fui recobrando el movimiento de tal manera que al llegar a Los Ángeles no podía mover la mano y cuando regrese a Guatemala tenía un 80% de movilidad en los dedos y en las manos. Mis colegas me pronosticaron 550 días para la recuperación, Dios, Mi Dios, Tu Dios, lo hizo en 4 meses. Además, de medico soy cantante, compositor y músico. Toco la guitarra la cual había dejado abandonada por meses. El primer día que volví a tocar la guitarra Compuse una canción que titule "Hijo de Dios" la cual puedes buscar en YouTube como HIJO DE DIOS de Edison De León si has leído este testimonio entenderás la letra. Esto es sanidad divina.

Quisiera cerrar este libro con el siguiente verso *Y hay también muchas otras cosas que Jesús hizo, que si se escribieran en detalle, pienso que ni aun el mundo mismo podría contener los libros que se escribirían. Juan 21:25* A EL SEA LA GLORIA POR LOS SIGLOS DE LOS SIGLOS, AMEN....

CPSIA information can be obtained
at www.ICGtesting.com
Printed in the USA
FSOW04n0709111217
42278FS